Ayça Kaya Gazi Üniversitesi Tıp Fakültesi'ni 1998 yılında bitirdikten sonra 1998-2002 arasında Haydarpaşa Numune Hastanesi'nde İç Hastalıkları ihtisası yaptı. Şişmanlık tedavisi üzerine çok sayıda klinik araştırmalarda bulunan Dr. Ayça Kaya'nın, şişmanlık tedavisinde kombine ilaç kullanımının, tekli ilaç kullanımına göre üstün olmadığına dair yaptığı çalışması dünyada bir ilk oldu. Bu araştırmanın sonuçları, başta İtalya'da gerçekleştirilen 5. Avrupa Endokrinoloji Kongresi olmak üzere birçok kongrede, yurtiçinde ve yurtdışında pek çok bilimsel dergide yayımlandı.

Dr. Ayça Kaya, Haydarpaşa Numune Hastanesi'nde Yeditepe Üniversitesi Tıp Fakültesi öğrencilerine "iç hastalıkları, metabolizma ve obezite" konuları üzerine dersler verdi.

2003-2006 arasında İstanbul Cerrahi Hastanesi'nde Sağlıklı Beslenme ve Zayıflama Merkezi'nin kuruculuğunu ve koordinatörlüğünü yaparak çekap merkezinin yeniden yapılandırılmasında görev alan Kaya, "erken teşhis ve tanı"nın öneminin kamuoyuyla paylaşılmasındaki öncü doktorlardan biri olarak anılmaktadır.

Sayarak Zayıfla-5333, Sayarak Zayıfla Mutfakta, Beslenme Saati ve *Kalıcı Zayıfla* isimli kitapları da Doğan Kitap tarafından yayımlanan Dr. Ayça Kaya 2000'den beri kilo problemi olan hastalarını kendi geliştirdiği "Sayarak Zayıfla Yöntemi"yle tedavi etmekte ve toplumumuzun obeziteye karşı bilinçlenmesi amacıyla sağlıklı beslenme, kalıcı zayıflama ve metabolizma üzerine yazılı ve görsel yayın organlarında sık sık yer almaktadır.

Dr. Kaya, Türk İç Hastalıkları Derneği, Türk Diyabet, Obezite ve Beslenme Derneği, Avrupa Obezite Çalışma Grubu, Antiaging Eğitim ve Araştırma Derneği ve Türk Tabipler Birliği Derneği üyesidir.

SAYARAK ZAYIFLA
Mutfakta

DOĞAN KİTAP TARAFINDAN YAYIMLANAN DİĞER KİTAPLARI

Sayarak Zayıfla - 5333
Beslenme Saati
Kalıcı Zayıfla

SAYARAK ZAYIFLA MUTFAKTA

Yazan: Dr. Ayça Kaya

1. baskı / Mart 2014
12. baskı / Ocak 2019 / ISBN 978-605-09-1934-9
Her 2000 adet bir baskı olarak kabul edilmektedir.
Sertifika no: 11940

Kapak tasarımı: Yavuz Korkut
Kitap tasarımı: Hülya Aktaş
Kapak fotoğrafı: Fethi Karaduman
Baskı: Yıkılmazlar Basın Yayın Prom. ve Kağıt San. Tic. Ltd. Şti.
Evren Mah. Gülbahar Cad. No: 62 / C Güneşli - Bağcılar - İSTANBUL
Tel: (212) 515 49 47
Sertifika no: 11965

Doğan Egmont Yayıncılık ve Yapımcılık Tic. A.Ş.
19 Mayıs Cad. Golden Plaza No. 3, Kat 10, 34360 Şişli - İSTANBUL
Tel. (212) 373 77 00 / Faks (212) 355 83 16
www.dogankitap.com.tr / editor@dogankitap.com.tr / satis@dogankitap.com.tr

Dr. Ayça Kaya

SAYARAK ZAYIFLA Mutfakta

DK DOĞAN KİTAP

En büyük destekçim, hayat arkadaşım, bir tanecik eşim;

Halil Kaya'ya...

İçindekiler

Önsöz

Zayıflama ile ilgilendiğim yıllar içinde gördüm ki, şişmanlık birçok hastalığın ilk ve en önemli nedeni. Şişmanlığın nedeni ise büyük oranda beslenme alışkanlıklarımız ve yanlış yemek seçimlerimiz. Çözüm olarak sunulan diyet listeleri geçici çözümler olmaktan öteye geçmiyor; ama kişi yaşam tarzını değiştirmeyi öğrenemediği için bu listelerdeki diyetleri yaptıktan sonra verilen kiloları almak kaçınılmaz oluyor.

Artık bir slogan haline gelen, hep söylediğim bir söz vardır: "Yemek öğrenilmiş bir davranıştır ve bu değişebilir!" Gerçekten de insan neyi görürse, neye alışırsa onu seviyor. Örneğin Hindistan'da doğan biri Çin'de doğan birinin sevdiği yiyecekleri sevmiyor; Çin'de doğan biri de bir Arap ülkesinde yenen yemeklere kendini çok uzak hissedebiliyor.

Türkiye'de de bölgeler, hatta iller arasında bile damak tadı, pişirme teknikleri, yemek tercihleri değişiklik gösteriyor. Eskiden yeme alışkanlıklarımız günlük hareket alışkanlığımız ile dengelenebiliyordu; yediklerimiz genel kilomuza ya da sağlığımıza negatif bir etki yapmayabiliyordu ama artık o günler çok geride kaldı. Hareketsizlik köyden kente birçoğumuzun ortak sorunu artık ve bu nedenle yeme alışkanlıklarımızın önemi de çok daha fazla. Çünkü düşünmeden, eski alışkanlıklarımızı sürdürerek rasgele yemek artık bizi hasta ediyor, şişmanlatıyor. Çünkü pek çoğumuz masa başı işlerde çalışıyoruz, spor ve egzersize zaman ayıramıyoruz.

Genel olarak bizim ülkesel mutfağımıza baktığımızda inanılmaz ölçüde karbonhidrat, et ve yağ ağırlıklı beslendiğimiz söylenebilir. Yemeğe başlarken çorba içiyoruz ki, bu çorbanın içinde ya un ya patates ya mercimek ya erişte ya da pirinç oluyor, yani karbonhidrat yüklü bir başlangıç yapıyoruz. Çorbanın içine genelde ekmek doğruyoruz, bu da "ekmeğe ekmek katarak" yemek anlamına geliyor. Ana yemek olarak yediğimiz bir et yemeğinin yanında ya pilav ya makarna ya da börek oluyor. Bunların yanına birkaç dilim de ekmek yiyip, yemek seremonisini bir de tatlı ile noktalayınca ne oluyor dersiniz? Vücudumuz şeker bombardımanına uğruyor. Bu şeker bombardımanı karaciğerimizi yağlandırıyor, pankreasımızdan aşırı ensülin salgılattırıyor, bizi şişmanlatıyor ve damar hastalıklarına zemin oluşturuyor.

Bu yüzden eğer hasta olmak istemiyorsak ve verdiğimiz kilolardan kalıcı olarak kurtulmak gibi bir derdimiz varsa, yaşam tarzımızı değiştirmeyi öğrenmemiz gerekiyor. Yediklerimizi ve beslenme şeklimizi sorgulamamız gerekiyor.

Bir önceki kitabım *Sayarak Zayıfla-5333* günlük gıda alımını kontrol etmek, kalıcı olarak zayıflamak adına hem çok kolay hem de etkili bir formülü anlatıyordu. Bu yolla zayıflayan, her gün bana *mail* ya da telefonla ulaşarak minnet duygularını ileten, önerdiğim yöntemi "mucizevi" olarak tanımlayarak kilolarının ve hayatlarının nasıl değiştiğini anlatan binlerce okurum oldu.

Onlardan gelen geri dönüşler bu kitabın ortaya yazılmasında önemli bir çıkış noktası sağladı bana. Doğru beslenmeyi bir yaşam biçimi olarak görmemiz gerektiğini öğrendik artık. Peki ama, günlük olarak hangi yemekleri yiyeceğiz, bunları hangi malzemelerle nasıl pişireceğiz?

İşte bu kitaba hayat veren düşünce: Öyle bir kitap yazmalıyım ki; içinde hem hastalıklara göre beslenme önerileri olsun, hem yaşadığımız, bizi rahatsız eden, anlık veya dönemsel durumlara göre öneriler bulunsun, hem de artık ülke olarak mutfaklarımızda reform yaratacak yemek tarifleri içersin dedim. Artık hep birlikte "YENİ BİR YEMEK YEME ŞEKLİ ÖĞRENELİM" ve torunlarımıza bu yeni alışkanlığımızı miras bırakalım. Bu düşüncelerle başlayan o kitabı şu an elinizde tutuyorsunuz!

Bu yeni yemek şeklini oluşturmak geleneksel tariflerimizi revize etmekten geçiyor. İşte ben de bu tarifleri hazırlarken hem kendi tariflerimi kullandım; hem de bazı beğendiğim geleneksel tariflerimize ufak dokunuşlar yaparak, yiyeceklerin besin değerlerini, vitaminlerini, minerallerini göz önünde bulundurarak hangi yiyecek hangi yiyecekle birleşirse sağlık açısından daha yararlı olur bunu bulmaya çalıştım ve tariflerimi bu doğrultuda hazırladım. Her ne kadar birçok tarifi damak zevkimize uydurmaya çalışsam da birkaç tarifte alıştığınız tadı bulamayabilirsiniz. Ancak yine de bu tariflerin çok faydalı olduğunu unutmamak gerekiyor. Tarifleri hazırlarken verdiğim ölçüler göz kararı aslında. Sonuçta hepinizin bildiği gibi ben bir aşçı değilim o nedenle tarifleri uygularken kendi mutfak becerilerinizi ve tecrübelerinizi de göz önünde bulundurun derim...

Haydi o zaman hep birlikte mutfaklarımızda reform yapalım ve artık düşünerek yemeye başlayalım...

Mucize sebzelerle başlıyor

Sebzeler doğanın bize sunduğu en büyük mucize! Bağırsaklarımız çok iyi çalışsın, bağırsak kanseri olmayalım diyorsak; tok kalalım, kan şekerimiz çok hızlı yükselmesin, çok hızlı düşmesin istiyorsak sebzelere sofralarımızda daha çok yer açmamız gerekiyor.

Genel olarak bütün sebzeler bitkisel karbonhidrat ve aynı zamanda çok iyi lif kaynağıdır. Hani bir bilmece vardır ya, "çarşıdan aldım bir tane eve geldim bin tane" diye. Aslında mutfaklarımızın en zarif meyvelerinden nardır bu bilmecenin yanıtı ama işte sebzelerde de bu durum böyledir bence; yersiniz bir tane vücuda girer bin tane...

Ben küçükken diğer birçok çocuk gibi sebze yemeyi hiç mi hiç sevmezdim. Hatta annem sadece sebze yemeği yapmışsa anneme küserdim. Lahana, pırasa, brokoli, karnabahar piştiği günler eve girmek bile istemezdim. Şimdi dönüp bakıyorum neden böyle davranmışım, neden sebzeyi sevmemişim diye. Artık cevabı buldum. Çünkü annem sebzeyi hep aynı şeklide pişiriyordu. İşte buradan yola çıkarak bu kitapta sebzeleri farklı tariflerle buluşturdum. Bazen etle, bazen kıymayla, bazen peynir veya yumurtayla pişirdim; bazen böreğin içine koydum, bazen tatlısını yaptım... Her ne şekilde olursa olsun artık sebze yemeklerini bu şekilde tüketmek benim de, çocuklarımın da çok hoşuna gidiyor. Size de, özellikle çocuklarınıza sebzeyi sevdirmek adına bu tarifleri denemenizi, hatta kendi katkılarınızla yeni tarifler keşfetmenizi öneririm.

Ve artık sofralarımızdaki baskın gıdamız unlu karbonhidratları (pilav, makarna, börek, ekmek...) azaltalım, onların yerine sulu karbonhidratları, yani sebzeleri koyalım derim...

Sebze yemeklerinde dikkat edilmesi gerekenler

Sebzeyi mevsiminde yiyeceksiniz. Genel olarak baktığımızda domates, yeşil biber, kırmızı salçalık biber, patlıcan, kabak, bamya, barbunya, yeşil fasulye, bezelye yaz sebzeleridir. Lahana, pazı, ıspanak, karalahana, brokoli, karnabahar, pırasa kış sebzeleridir. Yazın birçok kadın kilo kilo yaz sebzesini buzlukta stok eder. Ben diyorum ki, lütfen yazın yaz sebzesi, kışın kış sebzesi tüketin! Mutfağınızdaki ilk reformlardan biri bu olsun. Çünkü yaz ve kış sebzeleri mevsimine göre bağışıklık sistemimizi canlı tutacak ayrı ayrı maddeler içeriyor. Konservelerden, salamuralardan, şoklamalardan vazgeçelim. İlla biraz stok yapmak istiyorsanız da biraz şoklayarak buzluğa koyun, bunu da en geç üç ay içinde tüketin.

Sebzeleri et, kıyma, tavuk, yumurta veya peynirle zenginleştirmeye çalışın. Proteinle birleştiremediğinizde içine ya kuru baklagil (fasulye, nohut, mercimek) ya da yoğurt koyun. Çünkü sebzelerin su oranı yüksektir, sebze yemeklerini tek başlarına pişirip tükettiğinizde daha çabuk sindirirsiniz ve daha çabuk acıkırsınız. Aynı zamanda bu şekildeki kombinasyonlar sebzenin besin değerini artırır ve sizi daha çok tok tutar.

Sebzeyi çok pişirip öldürmeyin. Çiğ tüketilebilecek sebzeleri çiğ tüketin. Mesela ıspanak, pırasa gibi sebzeleri salatalarınıza katmayı ihmal etmeyin.

En iyi sebze pişirme yöntemi buharda haşlamadır. Bu şekilde pişirdiğinizde sebzeler vitamin ve minerallerini daha iyi korurlar. Suda haşlanan sebzelerin haşlama suyunu dökmeyin, çorbalarınızda kullanın.

Sebze yemeklerinize koyduğunuz yağa dikkat edin. 1 kilo sebzeye 2 yemek kaşığından fazla yağ koymayın, etli sebze yemeklerine ayrıca yağ eklememeye çalışın. Yapacağınız yemeğin klasik tarifinde kızartma yöntemi önerilse de, siz yine de bu sebzelerin közlenerek ya da hafif haşlanarak yine aynı şekilde tariflerde kullanılabileceğini unutmayın.

Soğanı yağla kavurup sonra sebzeyi koyma alışkanlığınızdan vazgeçin. Her zaman tüm malzemeyi aynı anda koymaya çalışın; yağını en son, yemek piştikten sonra ekleyin.

Tuzu yemek piştikten sonra atarsanız tuzun içindeki iyodu da korumuş olursunuz. Çünkü iyot da ısı ile bozulabilir. Biliyorsunuz ki tiroit hormonlarımız için iyot çok gerekli ve ülkemizde en büyük guatr nedenlerinden biri iyot eksikliği.

1. bölüm

Yemek tarifleri

Pırasa yemekleri

Birçoğumuz pırasa deyince yüzümüzü buruştururuz ve belki de pırasayı yılda bir iki kez sadece birkaç çatalla geçiştiririz. Tam bir sağlık deposu olan pırasayı artık daha sık kullanalım, çocuklarımıza da sevdirelim. Bunun yolu da bu güzelim sebzeyi farklı tariflerde kullanmaktan geçiyor. İşte size geleneksel pirinçli pırasa yerine uygulayabileceğiniz daha keyifli tarifler. Yağı az, pirinç kullanmadığım, yumurta ve nohutla beslenme açısından daha da zenginleştirdiğim bu tarifler mutfağınızda bambaşka bir hava yaratacak. Vücut yağlarınızı yakacak, bedeninize şifa olacak. Tarifler benden, uygulama sizden!

Nohutlu pırasa

Metabolizma dostu

- 1 bardak haşlanmış nohut
- Yarım kilo pırasa
- 1 adet kuru soğan
- 200 gram kıyma
- 1 yemek kaşığı domates salçası veya 2 adet domates rendesi
- 1 çay bardağı sıcak su
- İsteğe göre yarım adet limonun suyu

Yapılışı: Kıyma ve soğanı birlikte suyu çekene kadar pişirin. Domates rendesi veya domates salçasını üzerine ekleyin, beş dakika kadar daha pişirin. Daha sonra ince doğranmış pırasaları ekleyin, 1 çay bardağı kadar sıcak su koyun. Pırasalar yumuşayınca nohutları ekleyin. On beş dakika kadar pişirip, arzunuza göre üzerine yarım adet limonun suyunu da koyabilirsiniz.

Pırasa köftesi

Pırasa yemem ama köfteden vazgeçmem diyenlere pırasayı sevdirmenin yolu

Yağsız kıyma hem çok iyi bir protein kaynağıdır, hem de demir ve B12 açısından çok zengindir. Proteinler insanı çok tok tutar. Özellikle pırasa gibi lif oranı yüksek bir sebze ile birleştirilirse kan şekerini dengelemesi ve bağırsakları yumuşatması açısından çok faydalı olur.

- ☺ Yarım kilo kıyma
- ☺ 2 adet büyük boy pırasa
- ☺ 2 diş sarmısak
- ☺ 1 adet yumurta, karabiber
- ☺ Pul biber

Yapılışı: Pırasaları ince ince doğrayın, hafif haşlayın. Daha sonra kıymaya, pırasayı, ezilmiş sarmısağı, yumurtayı, karabiber ve pul biberi ekleyerek köfte yapın. Yağsız tavada kızartın veya yağlı kâğıtta fırına atın. Yanında turp veya roka ile servis edin.

Terbiyeli pırasa

İşte size tok tutan metabolizma dostu bir tarif daha

- ☺ Yarım kilo pırasa
- ☺ 1 adet kuru soğan
- ☺ 1 adet havuç
- ☺ 1 bardak süt
- ☺ 1 adet yumurta
- ☺ 2 yemek kaşığı yulaf kepeği
- ☺ 1 adet limonun suyu
- ☺ 1 yemek kaşığı zeytinyağı
- ☺ 1 bardak su

Yapılışı: Soğan, pırasa ve küçük doğranmış havucu az suyla iyice yumuşatın. Ayrı bir kapta terbiyesini hazırlayın. Bunun için yumurtayı iyice çırpın, üzerine yavaş yavaş sütü ekleyin, yeniden iyice çırpın, üzerine yulaf kepeğini ekleyin, limonun suyunu da koyarak iyice karıştırın. Pırasalar ve havuç yumuşayınca terbiyeyi üzerine ekleyin ve on dakika kadar daha pişirin. Piştikten sonra zeytinyağını ekleyin, üzerini arzunuza göre pul biber ve maydanozla süsleyebilirsiniz.

Kerevizli pırasa çorbası

Bir çorba olsa ve içinde öyle malzemeler bulunsa ki, kendisi tek başına bir vitamin kaynağı olmakla kalmayıp tüm hücrelerimizi onararak, bizi tok tutsa. İşte size ilaç gibi bir çorba tarifi...

- ☺ 1 adet kereviz
- ☺ 1 adet pırasa
- ☺ 4-5 dal ıspanak
- ☺ 1 adet havuç
- ☺ 1 adet küçük patates
- ☺ Yarım yemek kaşığı yeşil mercimek
- ☺ Yarım yemek kaşığı bulgur
- ☺ 1 su bardağı süt
- ☺ 1 yemek kaşığı zeytinyağı

Yapılışı: Sebzeleri dörde veya beşe bölün, tüm malzemeyi birlikte 4-5 bardak sıcak suda yaklaşık 45 dakika pişirin. Rondodan geçirin. 1 bardak süt ilave edin, beş dakika daha pişirin. 1 yemek kaşığı zeytinyağını piştikten sonra ekleyin.

Yoğurtlu pırasa

- ☺ Yarım kilo pırasa
- ☺ 1 yemek kaşığı zeytinyağı
- ☺ 1 bardak sarmısaklı yoğurt
- ☺ Üzerini süslemek için pul biber

Yapılışı: Pırasaları küçük küçük doğrayın ve az yağda yumuşayana kadar soteleyin. Daha sonra sarmısaklı yoğurtla karıştırın. Pul biberle süsleyin.

Şişmanlatmayan pırasalı börek

Çoğumuz börek yemekten korkarız ve börek yediğimiz an şişmanlayacağımızı düşünmeye başlarız. Aslında pek de haksız sayılmayız. Böreğin bize kilo aldırmasının nedeni içindeki hamurun ve yağın fazla olmasıdır. Bu yüzden ben börek yaparken yağ koymamaya çalışırım. İç malzemesini bol hazırlarım. Yufkadan da hep kâr ederim, çünkü en fazla iki yufka kullanırım.

Size de bu yöntemi tavsiye ederim. O halde "kilo aldırmayan börek"le mutfak reformumuzun yeni bir maddesini açıklıyorum; iç malzemesi bol ama unu, yufkası, yağı az börekler yapacağız bundan sonra....

- ☺ 1 kilo ince doğranmış pırasa
- ☺ Yarım kilo kıyma
- ☺ 1 adet rendelenmiş patates
- ☺ Yarım su bardağı yoğurt
- ☺ 1 adet yufka
- ☺ 2 adet yumurta
- ☺ Çörekotu, susam

Yapılışı: Kıymanın suyu çektirilir, üzerine ince ince doğranmış pırasa, az tuz ve karabiber eklenerek on dakika kadar kısık ateşte pişirilir. Hafif pişen pırasalı kıyma bir kaba alınır, içine patates ile yoğurt eklenir ve ince ince kestiğimiz yufkalarla karıştırılır. Yağlı kâğıtta fırın tepsisine konur. Üzerine çırpılan yumurta sürülür, susam ve çörekotu ile fırına verilir. Üzeri kızarınca fırından alınır.

Karnabahar yemekleri

Karnabahar mantısı

Bu mantıyı yiyince eminim geleneksel mantıyı artık hiç tercih etmeyeceksiniz. Metabolizmanızı çalıştıracak, hücrelerinizi besleyecek, unsuz ve tam bir sebze şöleni bu mantı.

- ☺ 1 adet orta boy karnabahar
- ☺ 1 adet kuru soğan
- ☺ 250 gram kıyma
- ☺ Yarım kilo yoğurt
- ☺ 4-5 diş sarmısak
- ☺ 2 tatlı kaşığı karabiber
- ☺ Pul biber
- ☺ 1 tatlı kaşığı sumak
- ☺ 1 tatlı kaşığı kuru nane
- ☺ Kıyılmış yarım demet maydanoz

Yapılışı: Karnabaharları küçük çiçekler halinde haşlayın, buharda haşlayabilirseniz daha iyi olur. Ayrı bir kapta soğan ve kıymayı suyunu çekene kadar beraber kavurun, karabiber ve pul biber koyun. Ayrı bir kapta da yoğurdu sarmısakla karıştırıp sarmısaklı yoğurt yapın. Haşladığınız karnabaharın üzerine sarmısaklı yoğurdu koyun ve harmanlayın. Üzerine pişirdiğiniz kıymayı koyun, kıyılmış maydanoz, kuru nane ve sumakla süsleyin.

"Çok pişmanım" öğünü

- ☺ 4-5 çiçek karnabahar
- ☺ 4-5 çiçek brokoli
- ☺ 1 adet havuç
- ☺ 4-5 adet brüksellahanası
- ☺ 1 su bardağı sarmısaklı yoğurt
- ☺ 1 tatlı kaşığı kuru nane

Yapılışı: Karnabahar, brokoli, havuç ve brüksellahanasını haşlayın, sarmısaklı yoğurtla karıştırın, üzerine kuru nane serpin.

Çok yediğiniz bir öğünden sonra pişman olup bir telafi yemeği yemek isterseniz, işte size bulunmaz bir tarif! Hem lezzetli hem çok doyurucu hem de çok sağlıklı. Hatta haftada bir gün akşam yemeğinizi bu şekilde geçiştirebilirsiniz. Gece çok rahat uyuduğunuzu ve sabah çok hafif uyandığınızı göreceksiniz.

Doyuran karnabahar

Midemde delik mi var, yiyorum yiyorum bir türlü doymuyorum diye şikâyet edenler, en az dört beş saat aklıma yemek getirmek istemiyorum diyenler... Bu tarif tam size göre. Yanında bir bardak da ayran içerseniz açlık duygusunu tamamen unutabilirsiniz.

Aynı zamanda hem lezzetli hem görsel bir şölen, hem duygularınıza hem vücudunuza sağlık getirecek!

- ☺ 1 adet orta boy karnabahar
- ☺ 3 adet havuç
- ☺ 1 bardak haşlanmış bezelye
- ☺ Yarım adet haşlanmış didiklenmiş tavuk eti
- ☺ 1 bardak süt
- ☺ 2 yemek kaşığı yulaf kepeği
- ☺ 1 adet yumurta
- ☺ Kıyılmış maydanoz ve pul biber

Yapılışı: Karnabahar ve yuvarlak dilimler halinde doğradığınız havuçları birlikte haşlayın. Fırın tepsisine haşlanmış karnabahar, havuç ve bezelyeyi karıştırarak yayın. Ayrı bir kapta yumurtayı çırpın, sütü ve yulaf kepeğini ilave edin. Karnabahar, havuç ve bezelyenin üzerine bu karışımı dökün. Haşladığınız tavukları en üste koyun, 200 derece fırında 15 dakika pişirin. Kıyılmış maydanoz ve pul biber ekerek servis yapın.

Biber yemekleri

Biberi hepimiz biliriz, severiz ancak biberin mutfaklarımızdaki kullanımını ben şahsen biraz yetersiz buluyorum. Çünkü çoğu zaman ya salatalarımızın içinde çiğ kullanıyoruz ya yemek pişirirken içine karıştırıyoruz ya da yemeklerin yanında garnitür olarak yiyoruz. Tam bir vitamin deposu olan tüm biber şekillerini hadi hep birlikte kullanalım.

Ayça Kaya biberi

Biber kızartmasından vazgeçmem diyenler için

Biz eskiden biberi kızartıp sarmısaklı yoğurtla yemeye bayılırdık. Özellikle yemeğe davetli misafirlerim de varsa biber yoğurtlaması dediğimiz Ege'nin bu yemeği mutlaka soframızda olurdu. Ancak sağlıklı beslenme ve kilo yönetimi ile ilgili çalışmaya başladıktan sonra hep bu yemeği nasıl daha az kalorili ve daha lezzetli yaparım diye düşündüm ve yıllar içinde bu tarifi geliştirdim. Yine biber yoğurtlaması yapıyorum ama bir farkla: daha bilimsel ve daha az kalorili olarak. İşte size tok tutan tariflerden biri daha!

- ☺ Yarım kilo tatlı çarliston biber
- ☺ 1 adet domates
- ☺ 4-5 diş sarmısak
- ☺ 1 su bardağı yoğurt

Yapılışı: Biberleri közleyin, kabuklarını çıkarın, iri iri doğrayın. Ayrı bir tavada rendelenmiş domatesi birkaç diş sarmısakla çevirin, biberleri üzerine ekleyin. Soğuduktan sonra sarmısaklı yoğurdu üzerine dökün.

Gözümüz, vücudumuz bayram etsin biberi

☺ Yarım kilo çarliston biber	☺ 5-6 diş ceviz
☺ Yarım kilo salçalık biber	☺ Yarım adet limonun suyu
☺ 4 adet haşlanmış yumurta	☺ 1 yemek kaşığı zeytinyağı
☺ Yarım demet maydanoz	☺ Karabiber, kekik, pul biber
☺ 100 gram beyazpeynir	

Yapılışı: Biberleri közleyin, yuvarlak dilimler halinde doğrayın, ufalanmış peynirle karıştırın. Haşlanmış yumurtaları da uzun uzun doğrayın. İnce kıydığınız maydanozlarla süsleyin. Karabiber, pul biber, kekik, zeytinyağı ve limonu karıştırıp üzerine ekleyin. Afiyet olsun!

Közlenmiş kırmızı biber likopen açısından son derece zengindir, hücrelerimizi korur. Yeşil biber C vitamini açısından son derece zengindir. Bu karışım yumurta ve limonla birleştiğinde demirin vücuttaki kullanımı açısından mükemmel olur.

Fırında renkli biber

☺ 2 adet büyük sarı biber	☺ Kekik, karabiber, taze nane
☺ 2 adet dolmalık yeşil biber	☺ 1 adet çok ince doğranmış kuru soğan
☺ 2 adet dolmalık kırmızı biber	☺ 200 gram küp doğranmış dilpeyniri
☺ 36 adet çeri domates (ikiye bölünmüş)	☺ 1 yemek kaşığı zeytinyağı

Yapılışı: Yağlı fırın tepsisine ikiye böldüğünüz biberleri koyun. Biberlerin içine, kabuklarını soyup ikiye veya üçe böldüğünüz çeri domatesleri, soğanı doldurun. 200 derecede 15 dakika pişirin. Sonra peynirleri ve zeytinyağı ile karıştırdığınız baharatları ekleyin ve fırında 15 dakika daha pişirin. Piştikten sonra taze nane yaprakları ile süsleyerek servis yapın.

Özellikle akşam yemeklerini hafif yemek isteyenlere tavsiye ederim. Son yıllarda yapılan birçok araştırmada akşam yemeği ne kadar hafif tutulursa o kadar hızlı kilo kaybedilebildiği ortaya çıkarıldı.

Siz de akşam yemeğinde fırında renkli biberi, yanında bir bardak ayran ve bir dilim tam tahıl ekmeği ile tükettiğinizde sadece çok sağlıklı bir tercih yapmış olmazsınız, aynı zamanda fark etmeden çok kolay kilo verirsiniz.

Stresi azaltan tonbalıklı biber

- ☺ 6-7 adet közlenmiş kırmızı biber
- ☺ Yarım demet semizotunun yaprakları
- ☺ 1 avuç kuzu ıspanağı yaprağı
- ☺ Yarım demet maydanoz
- ☺ Yarım demet dereotu
- ☺ Yarım demet nane
- ☺ Yarım demet roka
- ☺ 2-3 adet ince doğranmış yeşil soğan
- ☺ 1 poşet yağı süzülmüş tonbalığı
- ☺ 3-4 adet küçük küçük parçalanmış ceviz
- ☺ 1 yemek kaşığı zeytinyağı
- ☺ 2 adet limonun suyu

Yapılışı: Közlenmiş kırmızı biberleri küçük küçük doğruyoruz ve ince ince doğradığımız diğer bütün yeşillikle karıştırıyoruz. Üzerine limon suyu, zeytinyağı ve ceviz parçalarını serpiyoruz.

Bu tarifteki malzemelerin hepsi ayrı ayrı omega-3 yağ asidinden çok zengindir. Bu yağ asidi damarlarımızı korur, kanın damar içinde pıhtılaşmadan akmasını sağlar, yani kanı inceltir. Aynı zamanda omega-3'ün yağ yakıcı etkisi olduğunu biliyoruz. Dolayısıyla bu tarif hem damarlarınızı korur, hem fazla yağlarınızı yakar.

Ispanak yemekleri

İşte bir mucize sebze daha! Çocukken yiyelim diye annelerimizin Temel Reis'i örnek gösterdiği, tam bir demir deposu olarak bildiğimiz ve yerken çoğu zaman acı çektiğimiz ıspanağı, mutfaklarımızda daha çok kullanmak için hem sağlıklı hem de lezzetli tariflerimiz gelsin bakalım.

Ispanak yatağında baharatlı tavuk

Yağ yakmak için birebir

- 1 kilo ıspanak
- 2 adet büyük kuru soğan
- 1 küçük çay bardağı süt
- Yarım kilo kuşbaşı doğranmış tavuk göğüs eti
- 5-6 diş sarmısak
- 1 yemek kaşığı karabiber
- 1 tatlı kaşığı pul biber
- 1 tatlı kaşığı köri
- 2 yemek kaşığı zeytinyağı

Yapılışı: İnce doğradığınız soğanlardan birini 1 yemek kaşığı suyla yumuşatın. Üzerine elinizle parçaladığınız kuzu ıspanaklarını ve 1 çay bardağı sütü ilave ederek, yüksek ateşte ıspanaklara suyunu çektirin, en son 1 yemek kaşığı zeytinyağı ile biraz karabiber koyun. Ayrı bir tencerede küp doğranmış tavuk etinin, ince doğranmış soğan ve sarmısakla suyunu çektirin. Tavuklar pişince üzerine baharatlarını ekleyin, 1 yemek kaşığı zeytinyağını ilave edin.

Servis tabağına bir servis kaşığı kadar koyduğunuz ıspanağı hafifçe düzelterek yatak haline getirin, üzerine baharatlı tavuk etini koyarak servis yapın.

Şişlikleri azaltan ıspanak kısırı

Kabul günlerimizin baş tacı kısırdan vazgeçmeyelim.

Ama kısırı öyle bir yapalım ki sadece sevdiğimiz bir yemek olmaktan çıksın, aynı zamanda da vücudumuza şifa olsun. İşte bu kısır tarifinde pişirerek öldürmeye kıyamadığım ıspanağı yine çiğ olarak kullanıyorum. Bulgurunu az, yeşilliğini bol koyuyorum.

Çünkü bulgur çok faydalı bir yiyecek olsa da eğer porsiyon kontrolünü yapmazsak kilo aldırır. 2 kaşık pişmiş bulgur yaklaşık 1 dilim ekmek demektir. Klasik şekilde yaptığımız kısırlarda bulgur çok, yeşillik az, yağ bol olur. Bizim kısırımızda bulgur az, yeşillik bol, yağ ise dengeli ve kontrollü.

- ☺ 1 su bardağı ince bulgur
- ☺ Yarım demet kuzu ıspanak
- ☺ Yarım demet maydanoz
- ☺ Yarım demet yeşil soğan
- ☺ Yarım demet nane
- ☺ 2 adet domates
- ☺ Yarım yemek kaşığı domates salçası
- ☺ Dörtte bir yemek kaşığı biber salçası
- ☺ 1 adet limonun suyu
- ☺ 2 yemek kaşığı zeytinyağı
- ☺ 1 yemek kaşığı nar ekşisi
- ☺ 1 çimdik tuz

Yapılışı: İnce bulguru 1 su bardağı kaynar suyla ıslatın. 10 dakika bekleyin. Daha sonra biber salçası, domates salçası ve ince doğranmış yeşil soğanla iyice yoğurun. Küçük doğranmış, kabuğu alınmış domatesle harmanlayın. Tüm yeşillikleri ve ıspanakları da koyarak karıştırın. Üzerine zeytinyağı, limon ve nar ekşisini ilave edip, tekrar karıştırarak servis yapın.

Kan yapan mercimekli ıspanak

Kansızlık doğurganlık çağındaki kadınların yaşadığı en yaygın problemlerden biri. Her ay âdetle birlikte kan kaybetmek kuşkusuz buna zemin hazırlayan en önemli etmen. Birçok kadın kansızlık problemi yaşadığında hep pekmez içerek ya da karaciğer, dalak yiyerek bunu kontrol altına almaya çalışır. Kansızlık probleminiz varsa yapılacak ilk şey hiç kuşkusuz bir hekim kontrolünden geçmektir. Ancak mutfağımızda eti, kuru baklagilleri, yumurtayı, ıspanağı ve limonu daha sık kullandığımızda beslenme açısından da gerekli desteği vücudumuza veririz.

- 1 kilo ıspanak
- 1 su bardağı haşlanmış mercimek
- 250 gram yağsız kıyma
- 1 adet büyük kuru soğan
- Birkaç diş sarmısak
- Karabiber
- Pul biber
- 1 çimdik tuz

Yapılışı: Kıyma ve soğan beraberce kavrulur, kıyma suyunu çekince üzerine ıspanaklar ve haşlanmış mercimek eklenir. Karabiber, pul biber ve tuz ilave edilerek yaklaşık 15 dakika pişirilir.

Hücre yenileyen ıspanak çorbası

İşte karşınızda kışın içinizi ısıtacak, bağışıklık sisteminizi güçlendirecek, hücrelerinizi yenileyecek ıspanak çorbası!

- Yarım kilo ıspanak
- 2 adet havuç
- 1 adet kuru soğan
- 1 kahve fincanı yeşil mercimek
- 1 kahve fincanı kırmızı mercimek
- 4-5 su bardağı tavuk suyu veya normal su

Yapılışı: 4-5 parçaya ayrılmış kuru soğan, havuç ve iyice yıkanmış mercimekler 4-5 bardak tavuk suyuyla pişirilir. Malzemeler yumuşayınca içine ıspanak atılır. 5 dakika daha pişirilir. Blendırdan geçirilir, suyu az olursa 1 bardak daha tavuk suyu ilave edilir. Üzerine pul biber ve karabiber eklenerek servis yapılır.

Kilo aldırmayan ıspanak böreği

Siz de benim gibi hamur işlerini seviyorsanız, ancak yerken vicdan azabı çekmemek istiyorsanız, işte size kilo aldırmayacak bir tarif daha!

Hamuru için

- ☺ 3 adet yumurta
- ☺ 1 su bardağı yoğurt
- ☺ Kek hamuru kıvamına gelmesine yetecek kadar tam buğday unu (yani hamurumuz biraz akışkan olacak)
- ☺ 1 çimdik tuz

İç malzemesi

- ☺ Yarım kilo ıspanak
- ☺ Yarım demet maydanoz
- ☺ 250 gram pazı
- ☺ 3 adet ince doğranmış yeşil soğan
- ☺ 1 su bardağı çökelek

Üzeri için

- ☺ 1 su bardağı rendelenmiş az yağlı kaşarpeyniri

Yapılışı: Yumurtaları kırın ve iyice çırpın, üzerine yoğurdu ve tam buğday ununu koyun, tuzunu atıp akışkan bir hamur elde edin. Yağlı kâğıt serdiğiniz fırın tepsisine hamurun 2/3'ünü ince bir tabaka halinde yayın. Üzerine tıpkı pizza yapıyor gibi doğradığınız ve karıştırdığınız iç malzemeyi yayın. Hamurun geri kalanını ince bir tabaka halinde iç malzemenin üzerine yayın. 180 derecede yaklaşık 20-25 dakika pişirin, pişmeye yakın üzerine kaşarpeyniri ilave edip, yaklaşık 10 dakika daha pişirin. Kaşarlar kızardığında servis yapabilirsiniz. Sıcak servis yapmanızı tavsiye ederim.

Protein deposu ıspanak

Dümdüz bir karın için

- ☺ 1 kilo ıspanak
- ☺ 250 gram kıyma
- ☺ 1 adet büyük kuru soğan
- ☺ 4 yumurta
- ☺ 4-5 diş sarmısak
- ☺ Karabiber
- ☺ Toz kırmızı biber
- ☺ 2 su bardağı yoğurt

Yapılışı: Kıyma ve ince doğranmış kuru soğan suyu çekene kadar birlikte pişirilir. Daha sonra ıspanaklar ve baharatlar üzerine konarak, harlı ateşte, ıspanak suyunu çekene kadar yumuşatılır. Yumuşayan ıspanakların üzerine çırpılmış yumurtalar eklenir. Tencerenin kapağı kapatılarak yaklaşık 10 dakika kadar yumurtalarla birlikte ıspanak bir daha pişirilir. Ayrı bir kapta sarmısaklar ezilerek yoğurtla karıştırılır ve sarmısaklı yoğurt yapılır. Birlikte servis edilir.

Ispanağı bir de bulgurla deneyin

- 1 kilo ıspanak
- 1 adet kuru soğan
- 2 adet rendelenmiş havuç
- 1 çay bardağı normal bulgur
- 2 bardak yoğurt
- 5-6 diş sarmısak
- 1 yemek kaşığı acı olmayan toz kırmızı biber
- 2 yemek kaşığı zeytinyağı
- Kıyılmış maydanoz ve taze nane

Yapılışı: Soğanları ve havuçları az yağda soteleyin. Üzerine ince doğradığınız ıspanakları atın, toz kırmızı biberi ekleyin ve harlı ateşte suyunu çektirmeye başlayın. Suyu azalınca bulguru ekleyip, altını kapatın. Bulgurlar suyunu çekince kalan zeytinyağını koyun, servis tabağına alın ve üzerini sarmısaklı yoğurtla süsleyin. En üste kıyılmış maydanoz ve taze nane yaprakları koyun.

Kereviz yemekleri

Kereviz deyip geçmeyin! Bu şifa kaynağı, böbrek dostu, vücuttaki şişlikleri gideren sebzeye sofralarınızda daha sık yer ayırın!

Tavuklu kereviz

- ☺ Yarım kilo tavuk göğüs eti
- ☺ 1 adet kuru soğan
- ☺ 7-8 diş sarmısak
- ☺ 2 adet büyük kereviz
- ☺ 2 adet havuç
- ☺ 1 adet patates
- ☺ 1 adet limonun suyu
- ☺ 1 adet portakalın suyu
- ☺ Karabiber, toz kırmızı biber, az tuz
- ☺ 2 yemek kaşığı zeytinyağı

Yapılışı: Tavuk etini küp küp doğrayın, karabiber, ince kıydığınız soğan ve sarmısakla harmanlayın. Tencerenin altına tavukları yerleştirin. Üzerine yuvarlak dilimler halinde havuçları koyun. Daha sonra kereviz ve patatesi üst üste koyarak toz kırmızı biberi üzerine ekleyin. Kısık ateşte 45 dakika pişirin. Pişmeye yakın üzerine limon, portakal suyu ve zeytinyağını ekleyin. Servis tabağına alın, ince kıyılmış maydanozla servis yapın.

Tansiyon düşüren pancarlı kereviz salatası

- ☺ 2 adet pancar
- ☺ 2 adet kereviz
- ☺ 3-4 diş sarmısak
- ☺ 5-6 adet dövülmüş ceviz
- ☺ Yarım adet limonun suyu
- ☺ 1 su bardağı süzme yoğurt

Yapılışı: Rendelenmiş pancarları tavada yumuşatın. Kerevizi rendeleyin ve çiğden limon suyuna yatırın, 15 dakika kadar bekleyin. Daha sonra pancar ile limonlu kerevizi karıştırın, cevizleri ekleyin ve sarmısaklı yoğurtla karıştırın.

Damar dostu kerevizli fırın hamsi

- ☺ 1 kilo kılçıkları ayıklanmış hamsi
- ☺ 1 adet büyük kuru soğan
- ☺ 5-6 diş sarmısak
- ☺ 1 adet küp şeklinde doğranmış büyük kereviz
- ☺ 2 adet patates
- ☺ 4 adet domates
- ☺ Birkaç dal defne yaprağı
- ☺ 3 adet limon

Yapılışı: Fırın tepsisine balıklar yan yana balık istifi dizilir. Bu arada ince doğranan kerevizler limon suyuna yatırılır. Balıkların üzerine, doğranmış soğan ve sarmısak eklenir. Defne yaprakları ufalanır. Üzerlerine limonda bekletilmiş kereviz ve ince dilimlenmiş patates konur. En üste domatesler ve yuvarlak dilimlenmiş limonlar konur. Yaklaşık 45 dakika 180 derecede fırında pişirilir. Yanında sarmısaklı roka salatası ile servis yapılır.

Beyin gelişiminde, sinir hücrelerinde ve aynı zamanda vücutta yağ yakımında çok önemli yere sahip olan omega-3 yağ asidini mutlaka vücudumuza almamız gerekir. Bu değerli yağ asidini ülkemizde çok ucuz olan hamsi, istavrit, sardalye ve palamut gibi balıklarda kolayca bulabiliriz. Bu balıklara mutfağımızda daha sık yer vererek, aynı zamanda vücutta değerli etkileri olan çeşitli sebzelerle harmanlayarak besleyicilik değerini yükseltebiliriz. Ben bu tarifte hamsiyi kerevizle birlikte kullanarak, idrar söktücü etkisinin yanı sıra hem kan basıncını dengelesin, hem de damarları omega-3'le korusun istedim. Aynı zamanda kereviz hamsinin çok yoğun olan balık kokusunu bu tarifle azaltıyor.

Kilo vermek ve kendini tok hissetmek isteyenler de gönül rahatlığıyla bu tarifi kullanabilirler. Dikkat etmeniz gereken nokta: İçinde patates olduğu için yanında ayrıca ekmek tüketmeyin! Daha kolay kilo verdiğinizi göreceksiniz.

Roka salatası

Balığın olmazsa olmazı

- 2 demet roka, yarım demet maydanoz
- Yarım demet nane
- Yarım demet dereotu
- Yarım demet tere
- 2 adet kabuğu alınmış domates
- 1 adet limonun suyu
- 3-4 diş dövülmüş sarmısak
- 1 yemek kaşığı zeytinyağı
- Az tuz

Yapılışı: Roka, maydanoz ve naneyi irice doğrayın. Üzerine küp şeklinde kestiğiniz domatesleri ekleyin. Sarmısak, limon, tuz ve zeytinyağını ayrı bir kapta karıştırın ve tüm malzemeyi elde ettiğiniz bu sosla harmanlayın.

Roka, maydanoz, nane, tere ve dereotu muhteşem yağ yakıcılardır. Bu tarifte beşi bir arada ve özellikle sarmısakla çok güzel bir birliktelik oluşturuyor. Sadece yağ yakmakla kalmıyor, aynı zamanda damaklarınızda tam bir lezzet şölenine dönüşüyor. Her balığın yanında yapmanızı tavsiye ederim.

Doyuran portakallı kereviz

- 2 adet yarımay şeklinde doğranmış, limonda bekletilmiş kereviz
- 1 adet büyük kuru soğan
- 2 adet havuç
- 1 su bardağı bezelye
- 1 portakalın suyu
- Kıyılmış maydanoz
- Dereotu
- 2 yemek kaşığı zeytinyağı
- 1 çay bardağı su
- 1 çimdik tuz

Yapılışı: Tüm malzemeyi çiğden çelik tencereye koyuyoruz. Kısık ateşte yaklaşık 40 dakika pişiriyoruz. Piştikten sonra 1 portakalın suyunu ve zeytinyağını ekliyoruz. Servis yapmadan önce maydanoz ve dereotu ile süslüyoruz.

Bu tarifi de hafif akşam yemeği tercih ettiğiniz günlerde gönül rahatlığıyla tüketebilirsiniz. Yanında bir kâse yoğurt veya bir bardak ayran tüketmeyi ihmal etmeyin.

Vücut çalıştıran kerevizli çılbır

- 2 adet çiğ rendelenmiş kereviz
- 1 bardak süzme yoğurt
- Yarım bardak normal yoğurt
- Yarım demet ince doğranmış maydanoz
- Yarım demet ince doğranmış nane
- 2-3 diş ezilmiş sarmısak
- 4 adet yumurta
- Pul biber
- Karabiber
- 1 limonun suyu

Yapılışı: Kerevizi rendeleyin, limon suyuna yatırın. 15 dakika dinlendirdikten sonra üzerine sarmısaklı yoğurdu koyun. Yumurtaları kaynar suya kırın ve delikli süzgeçle hemen çıkarın. Yoğurtlu kerevizin içine dört adet yuva yapın ve yuvaların içine yumurtaları koyun. Üzerini taze nane ve maydanozla süsleyin. Pul biber ve karabiberi en son üstüne serpin.

Patlıcan yemekleri

Nohutlu patlıcan

- 1 kilo kemer patlıcan
- 1 su bardağı haşlanmış nohut
- 3 adet büyük domates
- 1 yemek kaşığı karışık domates ve biber salçası
- 2 yemek kaşığı zeytinyağı

Yapılışı: Patlıcanları pijamalı soyun, uzunlamasına dörde bölün, dörde bölünen patlıcanları 2 santimlik şeritler halinde enine doğrayın. Tuzlu suda 15 dakika bekletin. Sonra iki üç kez yıkayın. İnce doğradığınız soğanı zeytinyağı ile soteleyin. Üzerine suyunu iyice sıktığınız patlıcanları koyun. Nohudu ekleyin. Salçayı su ile özeyin. Ve yemeğin üzerine salçayı bu şekilde ekleyin. 1 çay bardağı su katın ve kısık ateşte pişirin. Arzuya göre karabiberle servis yapabilirsiniz.

Közlenmiş karnıyarık

Artık karnıyarıklarınızı böyle yapacaksınız

- 6 adet patlıcan
- 300 gram kıyma
- 5-6 diş sarmısak
- 1 adet orta boy kuru soğan
- 2 adet yeşil biber
- 3 adet domates
- Karabiber, tuz
- 1 yemek kaşığı zeytinyağı

Yapılışı: Patlıcanı közleyip kabuğunu soyun, yağlı kâğıtta fırın tepsisine koyun. Ortalarını bir kaşıkla açın. Kıymayı soğan, yeşil biber, sarmısakla kavurun. Üzerine rende domatesi dökün. Karabiberi serpin. İki taşım pişirin. Malzemeyi kaşıkla patlıcanın içine doldurun. Fırında 15 dakika pişirin.

Tavuklu karnıyarık

- 6 adet patlıcan
- 300 gram küçük küçük doğranmış beyaz tavuk eti
- 5-6 diş sarmısak
- 1 adet orta boy kuru soğan
- 2 adet yeşil biber
- 3 adet domates
- Karabiber, tuz
- 1 su bardağı rendelenmiş az yağlı kaşarpeyniri
- 1 yemek kaşığı zeytinyağı

Yapılışı: Patlıcanı közleyip kabuğunu soyun, yağlı kâğıtta fırın tepsisine koyun. Ortalarını bir kaşıkla açın. Kuşbaşı tavuğu, yeşil biber ve sarmısakla kavurun. Üzerine rende domatesi dökün. Karabiber serpin. İki taşım pişirin. Kaşıkla patlıcanın içine malzemeyi doldurun. Fırında 15 dakika pişirin. Piştikten sonra patlıcanların üzerine birer yemek kaşığı rende kaşar koyup 10 dakika daha pişirin, kaşar hafif kızarınca sıcak olarak servis yapın.

Mercimekli patlıcan turşusu

- 5-6 adet patlıcan
- 1 bardak haşlanmış yeşil mercimek
- Nar ekşisi
- Pul biber
- Az tuz
- 1 yemek kaşığı zeytinyağı
- 2-3 diş ezilmiş sarmısak

Yapılışı: Patlıcanın kabuğunu tamamen soyun, ince uzun şeritler halinde doğrayın, az tuzlu suda haşlayın. Suyunu iyice süzün. Tüm malzemeyi karıştırın.

Sebzeli patlıcan

- 1 kilo patlıcan
- Yarım kilo domates
- 3-4 adet yeşil biber
- 10-12 diş sarmısak
- 1 yemek kaşığı karışık biber ve domates salçası

Yapılışı: Patlıcanları pijamalı soyup, dörde bölüp tekrar 2'şer santim boyunda uzunlamasına kesin. Tuzlu suda 15 dakika bekletin. Sonra suyunu iyice sıkın. Tencerenin en altına patlıcanları, üzerine biberleri ve sarmısakları koyun. En üste rendelenmiş domatesi ve suda özediğiniz salçayı koyun. Kısık ateşte 45 dakika kadar pişirin.

Mercimekli karnıyarık

- 1 kilo karnıyarıklık patlıcan
- 2 adet kuru soğan
- 2 su bardağı hafif haşlanmış yeşil mercimek
- 3 adet kabuğu alınmış domates
- 2-3 adet yeşil biber
- 5-6 diş sarmısak
- 2 yemek kaşığı zeytinyağı
- Karabiber
- Üzeri için sarmısaklı yoğurt ve ince kıyılmış maydanoz

Yapılışı: Patlıcanları pijamalı soyun, ortadan ikiye bölün ve tuzlu suda 15 dakika bekletin. Daha sonra iyice yıkayın ve çelik tencereye 1 çay bardağı su koyun, kısık ateşte patlıcanları yumuşatın. Ayrı bir kapta soğanı yağda çevirin, üzerine yeşil biberleri, mercimeği, domatesi, karabiberi koyun, hafifçe pişirin. Sonra yumuşattığınız patlıcanları yayvan bir çelik tencereye yan yana koyun. Üzerlerine hafifçe pişirdiğiniz mercimekli sosu koyun. Yarım saat kadar kısık ateşte pişirin.
Servis yaparken üzerine sarmısaklı yoğurt dökün ve kıyılmış maydanozla süsleyin.

İşte bu patlıcanı metabolizmanız beğenecek

- Yarım kilo patlıcan
- Yarım kilo yağsız, küçük doğranmış kuşbaşı et
- 1 adet kuru soğan
- 2-3 yeşil biber
- 2 adet kabuğu alınmış, rendelenmiş domates
- 1 su bardağı süt
- 1 adet yumurta
- 1,5 yemek kaşığı tam buğday unu
- 2 yemek kaşığı rendelenmiş eski kaşar
- Yarım yemek kaşığı zeytinyağı

Yapılışı: Patlıcanları közleyin, kabuklarını çıkarın ve çatalla iyice ezin. Bir tencerede tam buğday ununu yarım yemek kaşığı yağla çevirin. Sütün içine yumurtayı koyup iyice karıştırın. Bu karışımı tencereye yavaşça karıştıra karıştıra koyun. Koyulaşınca içine patlıcanları ve rendelenmiş kaşarı ekleyin.

Etlerin ayrı bir tencerede soğanla suyunu çektirin. Sonra yeşil biber ve domatesle iyice pişirin. Etler yumuşayınca tuzunu ve karabiberini koyun. Sıcak olarak çıkardığınız patlıcanlı sosun üzerine etleri sıcak olarak koyarak servis yapın.

Hünkârbeğendi benim çok sevdiğim yemeklerden biridir. Ancak klasik tarifinde et pişirilirken ekstra yağ ekleniyor, un kavrulurken daha fazla yağ koyuluyor. Kaşarpeyniri de çok miktarda koyulduğu için tam bir kalori bombası haline dönüşüyor. Ben bu tarifte çok az miktarda yağı tam buğday unuyla hafifçe kavurdum. Tam buğday unu kullandığım için beyaz una göre daha tok tutuyor. Ete ekstra yağ koymadım. Kaşarpeyniri yerine lezzetini versin diye eski kaşar koydum, ama çok az miktarda. Böylece yağı yeterli ölçüde, doyurucu, muhteşem bir hünkârbeğendi oldu. Gönül rahatlığıyla yiyebilirsiniz.

Muhteşem şakşuka

(Bu kez ızgarada)

- ☺ 2 adet ince kemer patlıcan
- ☺ 2 adet kabak
- ☺ 2 adet havuç
- ☺ 2 adet salçalık kırmızı biber
- ☺ 2 adet rendelenmiş domates
- ☺ Kekik, fesleğen, biberiye, karabiber
- ☺ 2-3 diş sarmısak
- ☺ Toz kırmızı biber
- ☺ 2 yemek kaşığı zeytinyağı
- ☺ 1 çimdik tuz

Yapılışı: Patlıcan, kabak ve havucu yuvarlak dilimler halinde doğrayın, salçalık biberi ayıklayın. Tost makinesinin içine yağlı fırın kâğıdını her iki yüzeyini de kaplayacak şekilde yerleştirin. Tüm malzemeyi yan yana içine koyun ve ızgara yapın. Ayrı bir tavada zeytinyağını, rendelenmiş domatesleri ve ezilmiş sarmısağı pişirin, içine karabiber, toz kırmızı biber, tuz, biberiye ve fesleğeni de koyun. Servis yaparken ızgara sebzelerin üzerine, yaptığınız sosu dökün.

Not: Patlıcanı dilimledikten sonra 15 dakika tuzda bekletip yıkamayı unutmayın. Yoksa çok acı olur.

Şakşukayı hepimiz çok severiz. Sıcak yaz günlerinde soğuk yemeyi sevdiğimiz bu yemek her ne kadar sebze ağırlıklı olsa da normal tarifinde kızartma yapıldığı için ne yazık ki tam bir kalori bombasına dönüşüyor. Ben bu tarifte biraz sebze çeşidini artırdım, içine ayrıca tatlı havuç ekledim ki sebzelerin ızgara yapıldığı zaman oluşabilecek hafif acı tadını alsın, üzerine nefis yaz domatesi ve baharatlar ile muhteşem sağlıklı ve nefis bir sos hazırladım. Yine gözünüze, midenize ve sağlığınıza değer katacak bir tarif çıktı ortaya. Afiyet olsun!

Beşamel soslu ızgara yaz sebzesi

Hafif bir akşam yemeği

- ☺ 3 adet yuvarlak dilimler halinde doğranmış kabak
- ☺ 3 adet yuvarlak dilimler halinde doğranmış havuç
- ☺ 1 adet pijamalı soyulup ince yuvarlak dilimler halinde doğranmış patlıcan
- ☺ 100 gram haşlanmış yeşil fasulye
- ☺ 1 yemek kaşığı zeytinyağı
- ☺ 1 bardak süt
- ☺ 2 yemek kaşığı tam buğday unu
- ☺ Karabiber
- ☺ Az tuz
- ☺ Az yağlı dilpeyniri

Yapılışı: Patlıcanları 15 dakika tuzlu suda bekletin, durulayın ve suyunu iyice sıkın. Kabak ve patlıcanları tost makinesinde ızgara yapın. Ayıklayıp üçe böldüğünüz yeşil fasulyeyi ve yuvarlak dilimler halinde doğradığınız havucu haşlayın. Sebzeler pişince yağlı kâğıtta cam fırın kabına yerleştirin. Ayrı bir tavada beşamel sosu için, 1 yemek kaşığı zeytinyağına tam buğday ununu koyup hafifçe kavurun, sonra üzerine yavaş yavaş sütünü katarak koyulaştırın. Karabiberi ekleyerek cam fırın kabındaki sebzelerin üzerine koyun, 180 derece fırında 20 dakika pişirin. Pişmeye yakın üzerine az yağlı dilpeynirini didikleyip koyun, peynir eriyince servis yapın.

Patlıcan pizzası

- 6 adet patlıcan
- 6 adet domates
- 6 diş sarmısak
- 1 tatlı kaşığı kekik
- 1 tatlı kaşığı karabiber
- 1 tatlı kaşığı biberiye
- 2 yemek kaşığı zeytinyağı
- 1 su bardağı az yağlı kaşarpeyniri
- 1 paket kültür mantarı

Yapılışı: Patlıcanları alacalı soyup 2'şer santimlik yuvarlak dilimler halinde doğrayın, tuzlu suda bekletin ve durulayın, suyunu iyice sıkın. Tuz, zeytinyağı ve karabiberle biraz ovun, yağlı kâğıtta fırına sürün, 180 derecede 20 dakika pişirin. Bu arada tavada domates, ezilmiş sarmısaklar ve baharatlarla sos hazırlayın. Hafif ızgara olmuş patlıcanların üzerine bu sosu dökün. Üzerine kaşarpeyniri ve doğranmış mantarları ilave edin, yaklaşık 20 dakika kadar daha pişirin. Sıcak servis yapın.

Patlıcan mücveri

Mücveri hep kabakla yaparız, bol yağda kızartırız. Kilo kontrolü için hep tariflerimizde yağı azaltalım diyoruz, kızartma yerine fırınlamayı tercih edelim diyoruz. İşte bu tarifte de kabak yerine, daha farklı bir lezzet yaratmak için patlıcanı kullandım.

- 5 adet orta boy patlıcan
- Yarım demet maydanoz
- 2 adet yumurta
- 5 çorba kaşığı un
- Yarım paket kabartma tozu
- 100 gram beyazpeynir veya lor peyniri

Yapılışı: Patlıcanları alacalı soyarak kesmeşeker iriliğinde doğrayalım, 1 su bardağı suda haşlayalım, sonra süzgece alıp sıkarak fazla suyunu çıkaralım. Haşlanmış patlıcanları bir kaba alıp içine yumurtaları, unu, kıyılmış maydanozu, kabartma tozunu, tuzu, karabiberi ve ezilmiş peyniri ekleyip karıştıralım. Yağlı kâğıtta fırına sürelim. 200 derecede yaklaşık yarım saat pişirelim.

Sosu için

- ☺ 3 adet orta boy domates
- ☺ 4 çorba kaşığı zeytinyağı
- ☺ 4-5 diş sarmısak
- ☺ Tuz

Yapılışı: Tavaya yağı alınıp dövülmüş sarmısakları ve rendelenmiş domatesleri ekleyelim, domatesler suyunu çekene kadar 2-3 dakika kavuralım. Tuzu, karabiberi ekleyip bir taşım daha kaynatarak ateşten alalım, sosu mücverlerin üzerine gezdirerek servis yapalım.

Yasemin Halamın kahvaltılık biberli patlıcanı

Halam birinci kitabımı okuduktan sonra mutfağında reform yaptı. Kendisi on beş kilo verdi ve bana kendi tarifi olan bu yemeği önerdi. Kahvaltılarımızda veya ikindi çaylarımızda alternatifsizlikten yakınırız. İşte bu tarif hafta sonu kahvaltılarınızda veya beş çaylarınızda vazgeçilmeziniz olsun.

- ☺ 1 adet salçalık kırmızı biber
- ☺ 2 adet yeşil biber
- ☺ 6-7 diş sarmısak
- ☺ 4-5 adet patlıcan
- ☺ 3 adet domates
- ☺ Az tuz
- ☺ 1 yemek kaşığı zeytinyağı
- ☺ 1 dilim beyazpeynir

Yapılışı: Kırmızı biberi iri iri doğrayın, az yağda soteleyin, yumuşayınca sarmısak ve yeşil biberi koyun, hepsini bir müddet daha soteleyin. Bu arada patlıcanı tamamen soyun, verevine iri iri doğrayın, sotelenen biberin üzerine koyun, tuzunu atın. Kapağını kapatın. Patlıcanın rengi değişene kadar arada bir kavurun. Kabuğu soyularak yemeklik doğranmış domatesi üzerine ekleyin. Domates suyunu çekene kadar pişirin. Servis yaparken üzerine kekik serpin, 1 dilim beyazpeynir koyun.

Patates yemekleri

İşte bu patates şişmanlatmıyor!

Patatesi çoluk çocuk bütün aile çok severiz. Kızartmasından tutun kumpirine kadar birçok pişirme şekli olan bu sebzeyi kilo problemi olan çoğumuz sofralarımıza korka korka koyarız. Hatta bazen yedikten sonra çok pişman oluruz ve günlerce yememeye tövbe ederiz. Peki patatesten bu kadar korkmak doğru mu? Hemen cevabını vereyim: Hayır! Patates yemekten korkmayın, yeter ki doğru pişirme yöntemini ve doğru yeme şeklini oluşturun.

Patates kan şekerini hızlı yükselten sebzelerden biridir. Tek dezavantajı çabuk acıktırmasıdır. Yoksa öyle çok yüksek kalorili bir yiyecek değildir. İşte bu tariflerde genellikle patatesi proteinle veya limonla birlikte kullandım ki şekeri çok yükseltmeden hem sevdiğimiz bir yiyeceği yiyelim, hem de tok kalalım.

Kıymalı yumurtalı patates

- ☺ 1 adet büyük kuru soğan
- ☺ 250 gram kıyma
- ☺ 4 adet haşlanmış patates
- ☺ 3 adet yumurta
- ☺ Yarım demet ince doğranmış maydanoz
- ☺ Karabiber, pul biber, tuz

Yapılışı: Soğanı, kıyma ile suyunu çekene kadar kavurun. Sonra üzerine küp küp doğradığınız haşlanmış patatesi ekleyin. Baharatlarını koyup güzelce karıştırın. Yumurtaların üzerine azıcık tuz atıp iyice çırpın ve kıymalı patatesin üzerine ekleyin. Tencerenin kapağını kapatıp 5-6 dakika pişirin, ardından üzerine bol maydanoz ekleyerek servis yapın. Yanında bol limonlu bir salata ve bir bardak ayran tüketmeyi unutmayın.

Bu patates salatası çok tok tutuyor

- 3 adet haşlanmış patates
- 3 adet közlenmiş kırmızı biber
- 2 adet haşlanmış yumurta
- 100 gram beyazpeynir
- Yarım demet ince doğranmış maydanoz
- Yarım demet nane
- Yarım demet ince doğranmış yeşil soğan
- Pul biber, karabiber, biberiye
- 2 yemek kaşığı zeytinyağı
- 1 limonun suyu

Yapılışı: Patatesleri küçük küçük doğrayın, közlenmiş biberleri ve yumurtaları da doğrayın. İçine beyazpeyniri ufalayın, ince doğranmış yeşillikler, zeytinyağı, limon ve baharatlarla harmanlayın. Yanında bir kâse yoğurtla birlikte yediğinizde en az 4 saat tok kalırsınız ve kendinizi incecik hissedersiniz, garantisi benden!

Patatesli tavuk türlüsü

- 4 adet tavuk kalça
- 2 adet patates
- 2 adet havuç
- 1 bardak bezelye
- 1 adet büyük kuru soğan
- 4-5 diş sarmısak
- Yarım adet limonun suyu
- 2 adet domates
- 3-4 adet yeşil biber

Yapılışı: Tavukları yıkadıktan sonra limonlayın ve on beş dakika bekletin. Azıcık sudan geçirin ve tencerenin en altına tavukları koyun. Tavukları ezdiğiniz sarmısak ve karabiberle harmanlayın. İnce halkalar halinde kestiğiniz soğanları ve havuçları üzerine koyun. Yeşil biberleri ve bezelyeyi, soğanların üzerine ekleyin. Halka halka kestiğiniz patatesleri ikiye bölün ve onu da biberlerin üzerine koyun. En üste kabuğunu aldığınız ve yuvarlak dilimler halinde doğradığınız domatesleri koyun. Bir çay bardağı suyun içinde yarım yemek kaşığı domates ile biber salçası ezin ve yemeğinizin üzerinde gezdirin. Kısık ateşte yaklaşık 45 dakika pişirin.

Kilo almamak için yapmanız gereken tek şey bu yemeğin yanına ayrıca pilav, makarna, erişte veya ekmek yememek! Çünkü patates ekmek demek. Bezelye demek ekmek demek. Bu yemeğin yanında bol limonlu salata ve bir kâse yoğurt yemeyi ihmal etmeyin.

Kıymalı patates

Bu patates hem metabolizmaya hem damaklara hitap ediyor

- ☺ Yarım kilo yağsız kıyma
- ☺ 1 adet kuru soğan rendesi
- ☺ 2 tatlı kaşığı karabiber
- ☺ 2 adet tatlı kırmızı biber
- ☺ 3 adet patates
- ☺ 3-4 adet yeşil biber
- ☺ 2 adet domates rendesi
- ☺ Yarım yemek kaşığı domates ve biber salçası
- ☺ Yarım çay bardağı su
- ☺ Tuz ve süslemek için ince kıyılmış maydanoz

Yapılışı: Kıymayı rendelenmiş soğan ve baharatlarla iyice yoğurun. Tencerenin en altına kıymayı döşeyin. Üzerine yeşil biberleri doğrayıp koyun. Dikine ince ince kestiğiniz patatesleri koyun, üzerine domates rendesi ile beraber suda erittiğiniz salçayı dökün. Kısık ateşte yaklaşık 45 dakika pişirin. Üzerini ince kıyılmış maydanozla süsleyin.

Hafta sonu kahvaltısı için kilo aldırmayan

Patatesli omlet

- ☺ 5-6 adet mantar
- ☺ 2 adet yeşil biber
- ☺ 1 adet kırmızı biber
- ☺ 1 adet küp küp doğranmış patates
- ☺ 3 adet yumurta
- ☺ Pul biber, tuz, karabiber
- ☺ 1 yemek kaşığı zeytinyağı

Yapılışı: Zeytinyağında ince ince doğradığınız biberleri ve patatesleri birlikte çevirin. Hafif yumuşayınca üzerlerine ince ince doğradığınız mantarları koyun. Ayrı bir kapta yumurtayı iyice çırpın ve pişirdiğiniz malzemenin üzerine koyun. Tavanın ağzını kapatın ve 5-6 dakika kadar daha pişirin. Üzerini yine baharatlarla süsleyebilirsiniz.

Balkabaklı patates çorbası

Sindirim dostu

- 2 adet patates
- 1 adet kuru soğan
- 2 dilim balkabağı
- 1 çay bardağı kırmızı mercimek
- 4 bardak tavuk suyu
- 1 parça taze zencefil
- Yarım adet limonun suyu
- Bol karabiber
- Az tuz

Yapılışı: Tüm malzemeyi birlikte pişirin, piştikten sonra blendırdan geçirin. İsterseniz bol karabiberle birlikte servis yapabilirsiniz. Lif açısından son derece zengin olan bu çorba gaz, şişkinlik ve kabızlığınıza çok iyi gelecek.

Patates salatası

Kabul günlerinizde gözlere ve metabolizmalara şenlik

- 5 adet haşlanmış, rendelenmiş havuç
- 4 adet haşlanmış, rendelenmiş patates
- 7-8 parça haşlanmış mor lahana
- 1 su bardağı rendelenmiş keçi peyniri
- 1 paket tonbalığı
- 1 adet limonun suyu
- 1 yemek kaşığı zeytinyağı
- Üzerine eklemek için ince kıyılmış maydanoz
- Nane
- Dereotu
- Az tuz

Yapılışı: Haşlanmış, rendelenmiş havuca az zeytinyağı ve biraz limon suyu koyun. Şeffaf bir kâsenin en altına havuç karışımını koyun, üzerine keçi peyniri ve karabiberle karıştırdığınız patates rendesini ekleyin, ardından limon, az tuz ve zeytinyağı ile ovduğunuz mor lahanayı koyun, lahananın üzerine tonbalıklarını serpiştirin, en üste limonla ovduğunuz yeşillikleri ekleyin.

Servis yaparken tıpkı pasta keser gibi dilim dilim çıkarın, kat kat servis tabağına koyun.

Patates kısırı

- 4-5 adet patates
- 1 çay bardağı ince bulgur
- Yarım demet maydanoz
- Dereotu
- Birkaç dal taze soğan
- Karabiber
- Kimyon
- 1 adet limon
- 1 yemek kaşığı zeytinyağı

Yapılışı: Patatesin kabuğunu soyun, küp küp doğrayın, az suda haşlayın. Suyunu süzün, içine ince bulguru koyun, kaşıkla sıcak patates ve bulguru iyice ezin. Kapağını kapatın. Bu arada diğer malzemeleri incecik kıyın. Patates ve bulgur karışımı soğuyunca ince doğranmış yeşilliklerle diğer malzemeleri ve limonun suyunu ekleyin, yoğurun. Mercimek köftesi gibi sıkarak şekil verin.

Patates ve peynirin büyüsü

- 4 adet haşlanmış patates
- 200 gram mozarella peyniri
- 2 adet domates
- Yarım demet nane
- Yarım demet dereotu
- 1 yemek kaşığı zeytinyağı
- 1 adet limonun suyu
- 1 tatlı kaşığı biberiye
- Az tuz

Yapılışı: Patatesleri ve peyniri küp küp doğrayın, bütün malzemeyi karıştırın. Üzerini dilediğiniz gibi süsleyebilirsiniz.

Peynirli patates püresi

- 4 adet patates
- 100 gram beyazpeynir
- 1 tutam taze nane

Yapılışı: Patatesin kabuğunu soyun, küp küp doğrayın, az suda haşlayın. Suyunu süzün. Sıcakken içine peyniri atıp hepsini çatalla ezin. Yuvarlak cam kaba yerleştirin ve üzerine doğranmış taze nane serpin. Keserek servis yapın.

Kabak ve yeşil mercimek yemekleri

Yeşil mercimek ve kabak benim en çok sevdiğim yiyeceklerdir. Özellikle yeşil mercimeği sadece kabaklı tariflerimde değil diğer sebzelerle de çok sık birlikte kullandığımı göreceksiniz. Neden mi?

Zayıflatan mucize yeşil mercimek

- ☺ Kuru baklagiller sağlıklı beslenmenin olmazsa olmazı yiyeceklerdir. Hele hele içlerinden bir tanesi var ki gerçek bir şifa kaynağıdır. Zayıflamak istiyorsanız, bağışıklığım kuvvetlensin diyorsanız, bağırsaklarım düzenli çalışsın diye bir derdiniz varsa işte bu mucizeyi, yani "yeşil mercimeği" sofralarınızdan eksik etmeyin. Çünkü yeşil mercimek;
- ☺ İyi bir bitkisel protein kaynağıdır. Besinlerin ısı etkisi dediğimiz bir mekanizma ile metabolizma hızını hafif artırır. Sindirime bağlı olarak harcanan enerji artacağı için kilo verme sürecinde mucizevi etki gösterir.
- ☺ İyi bir bitkisel karbonhidrat kaynağıdır. Yani vücuda kaliteli şeker verir. Özellikle zayıflarken günlük kalori alımı azaltılır. Eğer kişi tekyönlü besleniyorsa yeterli şeker alamadığı için buna bağlı halsizlik, yorgunluk, bitkinlik yaşayabilir. Oysa salatalarına ekleyeceği 2 yemek kaşığı kadar haşlanmış yeşil mercimek, vücuda yeterli şekeri verir ve diyete bağlı bu semptomların görülme durumu azalır.
- ☺ Çok iyi bir lif kaynağıdır. Lifler bitkilerin hücre duvarında olan bileşenlerdir. Beslenme ile midemize girdiklerinde şişerler ve hacim oluştururlar. Bu durumda da az yemeye bağlı acıkma hissi

azalır, yani daha tok kalınarak diyete uyum süreci kolaylaşır.

☺ Mercimek bağırsaklarda ilerlerken bağırsak hareketlerini artırır. İyi bir metabolizma iyi bir boşaltım sisteminden geçer. Boşaltım sisteminin iyileşmesi zayıflamayı kolaylaştırır.

☺ Mercimek bir fitoöstrojendir. Yani vücutta kısmi östrojen etkisi gösteren ilaç gibi bir besindir. Özellikle menopoz semptomlarını hafifletir. Meme, rahim kanseri gibi hormonlarla alakalı kanserlerden korur. Ancak bu hastalık tanısı koyulan hastaların bu yiyecekten kaçınmasında fayda var, çünkü kısmi östrojen etkisi bu hastalıklara iyi gelmez.

☺ Mercimek çok iyi bir demir kaynağıdır aynı zamanda. Özellikle yumurta veya kıyma ile birlikte pişirilmesi demir açısından daha da zenginleştirir. Yanında bol limonlu bir salata ile tüketilmesi demirin vücutta daha iyi kullanılmasını sağlar.

☺ Potasyum oranı yüksektir. Bu özelliği tansiyonu düşürür ve dengeler. Kiloya bağlı tansiyonu olanlarda çok etkilidir. Hem zayıflatır hem tansiyonu düşürür.

☺ Hiç kolesterol içermeyen bir protein olduğu için kolesterolü yüksek olanlar güvenle kullanabilir.

Kabaklı yeşil mercimek

Şeker hastaları için şeker yükseltmeyen bir tarif

☺ 1 adet kuru soğan
☺ Yarım kilo kabak
☺ 1 fincan yeşil mercimek
☺ Az salça
☺ 2 adet domates
☺ 3 diş sarmısak

Yapılışı: Soğanı iki yemek kaşığı yağ ile öldürün, kabakları soyup küp küp doğrayın, kısık ateşte iki dakika harmanlayın, daha sonra sarmısağı doğrayın. Yeşil mercimeği yıkayıp kabakların üzerine koyun, iki domatesi küp küp doğrayıp en üste ekleyin.

1 tatlı kaşığı salçayı az su ile özeyip en üste koyun, karabiber ve pul biberle süsleyin. Kısık ateşte 20 dakika pişirin.

Yağ parçalayan yeşil mercimek

- ☺ 1 su bardağı haşlanmış yeşil mercimek
- ☺ 5-6 adet kornişon turşusu
- ☺ 5-6 adet ceviz
- ☺ 1-2 dal taze soğan
- ☺ 1-2 dal dereotu
- ☺ 1 dilim küçük doğranmış beyazpeynir
- ☺ 1 adet limonun suyu
- ☺ 1 yemek kaşığı zeytinyağı
- ☺ Pul biber

Yapılışı: Tüm malzemeyi karıştırın. Dilediğiniz gibi süsleyerek servis edin.

Yoğurtlu protein deposu *Yeşil mercimek*

- ☺ 1 su bardağı haşlanmış yeşil mercimek
- ☺ 200 gram haşlanmış didiklenmiş tavuk göğsü
- ☺ 4-5 adet ceviz
- ☺ 4-5 adet küçük doğranmış kornişon turşusu
- ☺ 2 su bardağı sarmısaklı yoğurt

Yapılışı: Tüm malzemeyi karıştırın, güzel bir tabakta servis edin.

Tam bir kalsiyum deposu mercimek

- ☺ 1 su bardağı haşlanmış yeşil mercimek
- ☺ 1 adet haşlanmış patates
- ☺ 2 adet yumurta
- ☺ 1 su bardağı yoğurt
- ☺ 2 diş sarmısak
- ☺ 4-5 dal ince doğranmış maydanoz
- ☺ 1 yemek kaşığı zeytinyağı
- ☺ Karabiber, pul biber

Yapılışı: 2 yumurtayı karabiber ve az tuzla iyice çırpın. 1 tatlı kaşığı zeytinyağı ile omlet yapın. Soğuyunca omleti ince ince doğrayın. Haşlanmış patatesi küp küp doğrayın. Yumurta, patates, mercimek ve ince kıyılmış maydanozu harmanlayın. Üzerine sarmısaklı yoğurdu dökün, pul biber ve maydanozla süsleyerek servis yapın.

Yeşil mercimek kısırı

- 1 bardak haşlanmış yeşil mercimek
- 1 bardak kırmızı mercimek
- 1 bardak ince bulgur
- 1 adet ince doğranmış kuru soğan
- 2 yemek kaşığı zeytinyağı
- 2 dal yeşil soğan
- Yarım demet ince doğranmış maydanoz
- Yarım demet ince doğranmış nane
- 1 adet limonun suyu
- 1 yemek kaşığı domates salçası
- Yarım yemek kaşığı biber salçası
- 2 tatlı kaşığı kimyon
- 2 tatlı kaşığı karabiber

Yapılışı: Kırmızı mercimeği haşlıyoruz. Sonra üzerine bulguru ekleyip 15 dakika dinlendiriyoruz. Ardından, haşlanmış yeşil mercimeği üzerine koyuyoruz. Ayrı bir tavada kuru soğanı yağda çeviriyoruz. Soğanlar yumuşayınca üzerine salçaları ekleyip biraz daha soteliyoruz. Sotelenen salçalı soğanı mercimek karışımına ekleyip harmanlıyoruz. İnce ince doğradığımız yeşillikleri, limonu ve baharatları da ekleyerek servis yapıyoruz.

Doyuran köfteli kabak

- 1 kilo kabak
- Yarım kilo yağsız kıyma
- 1 adet büyük kuru soğan
- Yarım demet çok ince kıyılmış maydanoz
- 4 adet domates rendesi
- 3 adet yeşil biber
- Karabiber
- 4-5 diş dövülmüş sarmısak
- Yarım demet çok ince kıyılmış dereotu
- Az tuz

Yapılışı: Kıymayı rendelenmiş kuru soğan, maydanoz, az tuz ve karabiberle iyice yoğurun, yuvarlak köfteler yapın. Soyduğunuz kabakları 2'şer santimlik halkalar halinde doğrayın. Bir kabak bir köfte olacak şekilde yayvan bir çelik tencereye yerleştirin. Hepsini yerleştirdikten sonra üzerine doğradığınız yeşil biberleri serpiştirin. Rendelenmiş domates ve ezilmiş sarmısakları karıştırarak yemeğinizin üzerine dökün. Tencerenin ağzını kapatın, önce kısık ateşte 20 dakika pişirin, sonra harlı ateşte suyunu çektirin. Piştikten sonra üzerine dereotu serperek servis yapın.

Öğlen yemeğinizde, beş altı yemek kaşığı köfteli kabağınızın yanına bir dilim tam buğday ekmeği, bol limonlu salata ve bir bardak ayran eklediğinizde, akşam yemeğinde bile acıkmayabilirsiniz, söylemesi benden...

Hafif kabak böreği

- ☺ 2 adet yufka
- ☺ 3 adet kabak
- ☺ 3 adet havuç
- ☺ 1 adet orta boy soğan
- ☺ 1 su bardağı su
- ☺ 1 yemek kaşığı zeytinyağı
- ☺ Sarmısaklı yoğurt

Yapılışı: Kabakları ve havucu rendeleyin. Az yağda önce doğranmış soğanı soteleyin, pembeleşince üzerine rendelenmiş havucu koyun. Havucun rengi değişince rendelenmiş kabağı koyun. Harlı ateşte, suyunu çekene kadar pişirin. Yufkayı dörde bölün. Su ve az yağlı karışımı üzerine serpin. Harçlardan biraz koyarak, dörde böldüğünüz yufkayı sarın, sonra gül gibi çevirin. İşlem bitince artan suyu üzerine serpin, 170 derecede pembeleşinceye kadar pişirin. Üzerine sarmısaklı yoğurt ekleyerek servis yapın.

Vücut bayıldı kabağını mutlaka yapın!

- ☺ 4 adet kabak
- ☺ 3 adet domates
- ☺ 1 adet büyük kuru soğan
- ☺ 4 adet yeşil biber
- ☺ 10 diş sarmısak
- ☺ Karabiber, az tuz
- ☺ 1 bardak sarmısaklı yoğurt
- ☺ 1 tatlı kaşığı kuru nane
- ☺ 1 tatlı kaşığı sumak

Yapılışı: Kabakların sapını kesin, ortadan ikiye bölün, çelik tencerede az suyla yumuşatın. Yumuşattığınız kabakların ortasını aralayın, karabiber ve az tuzla ovalayın.

Ayrı bir kapta az yağda soğanı pembeleştirin, ince doğranmış yeşil biber ve rendelenmiş domatesi ekleyin, ezilmiş sarmısakları da ilave edin.

Domatesli sos kaynayınca ocaktan alın ve yumuşattığınız kabakların içine koyun.
Yağlı fırın tepsisinde fırına sürün, 180 derecede 20-25 dakika pişirin. Piştikten sonra servis yaparken üzerine sarmısaklı yoğurdu dökün. Kuru nane ve sumakla süsleyin.

Tam bir lif deposu olan kabağı sağlıklı yaşam mutfağımızda baş tacı yapmamız gerekiyor. Bağırsakları çalıştıran, metabolizmayı onaran bu tarif özellikle kalp ve tansiyon hastaları için rahatlatıcı etkiye sahip. Şeker hastaları da güvenle yiyebilir.

Hızlı ve doyurucu kabak

- ☺ 3 adet kabak
- ☺ 1 adet kuru soğan
- ☺ 1 yemek kaşığı zeytinyağı
- ☺ 200 gram beyazpeynir
- ☺ Yarım demet nane
- ☺ Karabiber, pul biber

Yapılışı: Soğanı az yağda pembeleştirin, üzerine küçük küçük doğradığınız kabakları koyup tencerenin kapağını kapatın. Ocağın altını kısın, 10 dakika sonra kabaklar yumuşayınca üzerine beyazpeyniri ekleyin. Peynir yumuşayınca üzerini karabiber, pul biber ve taze nane ile süsleyerek servis yapın.
Ben bu tarifi çok sık kullanırım. Özellikle işten geldiğimde evde yemek yoksa çok pratik ve doyurucu olan bu kabağı pişiririm ve çocuklar da bayılır bu tarife. (Çocuklarınıza yedirmek için küçük bir tüyo: Ben servis yaparken pizza havası veriyorum bu yemeğe!)

Kolay kabak salatası

- ☺ 4-5 adet kabak
- ☺ 1 adet orta boy kuru soğan
- ☺ 4-5 adet kornişon turşusu
- ☺ 4-5 adet ceviz
- ☺ 1 tutam dereotu
- ☺ Tuz
- ☺ Sarmısaklı yoğurt

Yapılışı: Kabakları alacalı soyun, verev doğrayın. Tencerede doğranmış soğan ve az zeytinyağı ile soteleyin. Üzerine kabakları koyun. Doğranmış dereotunu serpin, kabak suyunu çekene kadar harlı ateşte pişirin. Soğuyunca içine ceviz ve kornişon turşusunu doğrayın, sarmısaklı yoğurtla karıştırın. Servis yaparken dereotu ile süsleyin.

Kabak mantısı

- 4 adet kabak
- 250 gram kıyma
- 1 adet kuru soğan
- 1 yemek kaşığı zeytinyağı
- 10 dal maydanoz
- 1 tatlı kaşığı pul biber
- 1 tatlı kaşığı karabiber
- 1 su bardağı sarmısaklı yoğurt
- 1 tatlı kaşığı kuru nane
- 1 tatlı kaşığı sumak

Yapılışı: Kabakları boyuna ince ince jülyen doğrayın, az yağda tavada soteleyin, yumuşayınca üzerine azıcık karabiber ve tuz serpin. Servis tabağının en altına bu kabakları yerleştirin. Üzerine sarmısaklı yoğurt dökün. Kıymayı ince ince doğradığınız soğanla pişirin. Pişince üzerine pul biber, karabiber ve ince kıyılmış maydanoz ekleyin. Sarmısaklı yoğurdun üzerine kıymaları güzelce gezdirin. Kuru nane ve sumakla süsleyerek servis yapın.

Acıktırmayan kabak tatlısı

- 4 dilim balkabağı
- 1 su bardağı pekmez
- 1 bardak süt
- 1 tatlı kaşığı vanilya
- 1 tatlı kaşığı tarçın

Yapılışı: Balkabaklarını küçük dilimler halinde doğrayıp çelik tencerede yumuşatın. Yumuşadıktan sonra üzerine 1 bardak pekmezi koyup, 5 dakika kadar daha pişirin. Ocaktan alın, süt, vanilya ve tarçını ekleyerek blendırdan geçirin. Muhallebi kıvamına gelince küçük kâselere koyarak servis yapın.

Adana mutfağından kabak çintmesi

Benim çocukken çok sevdiğim, zeytinyağlı bu sebze yemeğini umarım siz de çok beğeneceksiniz!

- ☺ Yarım kilo kabak
- ☺ 4-5 adet sarmısak
- ☺ 1 yemek kaşığı zeytinyağı
- ☺ 3 adet orta boy domates
- ☺ 1 tatlı kaşığı biber salçası

Yapılışı: Kabakları küçük küçük doğrayın, sarmısakları da doğrayıp kabakla harmanlayın, üzerine domatesi küçük küçük doğrayın. Biber salçasını 1 yemek kaşığı su ile özeyip domateslerin üzerine ekleyin. Bütün malzemeyi kısık ateşte 20 dakika pişirmeniz yeterli olacaktır. Piştikten sonra yağını ekleyin, bol karabiberle nefis olur. Özellikle akşam yemeğinde hafif yemek isterseniz, yanında bir kâse cacık ve bir dilim ekmekle beraber tüketebilirsiniz.

Annemin kabaklı bulgur pilavı

- ☺ Yarım kilo kabak
- ☺ 1 su bardağı bulgur
- ☺ 1 yemek kaşığı zeytinyağı
- ☺ 1 tatlı kaşığı tereyağı
- ☺ Az tuz

Yapılışı: Kabağın kabuğunu soyun, az yağda suyunu çekene kadar çevirin. Kabak suyunu çekince bulgurunu koyun. 1,5 bardak sıcak su ile az tuz ekleyin ve suyunu çekene kadar pişirin. Pilav piştikten sonra 1 tatlı kaşığı tereyağı ilave edin. Dinlenince servis yapabilirsiniz.

Et yemeklerinizin yanında iki üç yemek kaşığı servis edeceğiniz bu bulgur kabakla beraber mükemmel bir lif kaynağı haline geliyor. Sadece doyurmakla kalmıyor, aynı zamanda çok uzun süre tok tutuyor.

Domates yemekleri

Kışın kuru domatesli tavuklu salatası

Domatesten vazgeçemeyenlere

- ☺ 10 adet kuru domates (akşamdan sıcak suya ıslatın)
- ☺ 250 gram haşlanmış tavuk göğsü
- ☺ 2 adet yeşil soğan
- ☺ Yarım demet maydanoz
- ☺ 1 tatlı kaşığı biberiye
- ☺ 1 tatlı kaşığı kekik
- ☺ Yarım adet limon
- ☺ 1 yemek kaşığı karabiber
- ☺ Az tuz

Yapılışı: Akşamdan ıslattığınız domateslerin kabuğunu alın, küçük küçük doğrayın, ince ince kıydığınız maydanoz ve yeşil soğanla birlikte güzelce karıştırın. Ayrı bir kapta limon, biberiye, kekik ve zeytinyağını karıştırıp sos yapın ve karıştırdığınız sebzelerin üzerine koyun. Tavada haşlanmış tavuğu iyice didikleyip karabiberle harmanlayın ve 10 dakika kadar tekrar pişirin. Tavuklar hafif kızarınca sıcak olarak, sosladığınız sebzelerin üzerine yerleştirin.

Domatesli cacık

Ben cacığı çok severim. Klasik cacıkta salatalığı rendelemek yerine küp küp doğramayı tercih ederseniz, çiğneme duygunuzu daha çok tatmin edersiniz. Özellikle yemeğe cacıkla başlayıp sonra ana yemeğe geçtiğinizde daha az yiyerek doygunluk hissini daha çabuk yaşadığınızı görürsünüz.

Yazın cacığı domatesle de deneyebilirsiniz. Çok lezzetli ve pratik olan bu tarif çoğu zaman yemek yeme ihtiyacınızı bile ortadan kaldırabilir. Hafif akşam yemekleri için özellikle tavsiye ederim.

- ☺ 2 adet kabuğu alınmış, küp şeklinde doğranmış domates
- ☺ 1 adet küp küp doğranmış salatalık
- ☺ 1 adet ince doğranmış çarliston biber
- ☺ Birkaç dal taze nane
- ☺ 3-4 adet iri dövülmüş ceviz
- ☺ Az tuz
- ☺ 1 bardak sarmısaklı yoğurt

Yapılışı: Hepsi aynı boyutta doğranmış domates, yeşil biber ve salatalık az tuzla karıştırılır. Üzerine sarmısaklı yoğurt dökülür. Ceviz ve taze nane ile süslenerek servis yapılır.

Akşam yemeği olarak yanında bir iki dilim ekmekle sadece bu cacığı bile yiyebilirsiniz. Daha kolay kilo kontrolü yaptığınızı göreceksiniz.

Zayıflatan domatesli tavuk köftesi

- ☺ Yarım kilo tavuk kıyması
- ☺ 1 adet kuru soğan rendesi
- ☺ 1 adet yumurta
- ☺ 4-5 diş ezilmiş sarmısak
- ☺ 2 bardak ince bulgur
- ☺ Karabiber, az tuz, pul biber
- ☺ 4 adet domates
- ☺ 1 çay bardağı su

Yapılışı: Bulguru ıslatın, tavuk kıyması, soğan rendesi, yumurta ve baharatlarla karıştırarak köfte yapın. Ceviz büyüklüğünde parçalar kopararak yuvarlayın. Kaynar suya köfteleri atın, yaklaşık 15 dakika pişirin. Delikli kepçeyle köfteleri tencereden alın. Ayrı bir tencerede domates rendesi ve sarmısağı bir taşım kaynatın, içine 1 çay bardağı su ekleyin. Haşlanan köfteleri bu sosa atın ve 10 dakika daha pişirin. Piştikten sonra ince kıyılmış taze nane ile servis edin.

Karbonhidrat ve protein açısından dengeli, lif açısından zengin, hemen tokluk hissi veren bu yemeğin yanında bir kâse bol limonlu salata ile bir bardak ayran tüketmeniz yeterli olacaktır.

Fırında biber yatağında mozarellalı domates

- 4 adet salçalık kırmızı biber
- 8 adet orta boy domates
- 32 adet mozarella peyniri
- 2 diş sarmısak
- 2 yemek kaşığı zeytinyağı
- 1 tatlı kaşığı biberiye, 1 tatlı kaşığı kekik, az tuz
- Üzeri için ince kıyılmış maydanoz

Yapılışı: Kırmızı biberleri ikiye bölün, çekirdeklerini çıkarın yağlı fırın kâğıdının üzerine yerleştirin. Her biberin üzerine iki yarım domates gelecek şekilde ayarlayın, domateslerin içini hafif çıkarın ve her domatesin içine iki adet mozarella peyniri koyun. Ayrı bir kapta zeytinyağı, biberiye, az tuz ve kekiği karıştın. Domateslerin üzerine birer çay kaşığı bu karışımdan koyun. 180 derecede yaklaşık 20 dakika pişirin. Kıyılmış maydanozla süsleyerek servis yapın.

Beş çayınıza hafif sebzeli krep

- 2 adet yumurta
- 1 çay bardağı süt
- 1 çay bardağı su
- 3-4 çorba kaşığı tam buğday unu
- Yarım adet kabak
- 1 adet közlenmiş kırmızı biber
- 4-5 dal ıspanak
- 1 adet rendelenmiş havuç
- Jülyen doğranmış yarım adet kuru soğan
- 2 dilim beyazpeynir
- Birkaç dal kıyılmış maydanoz
- Az tuz, karabiber, pul biber

Yapılışı: Yumurta, süt, un ve suyu karıştırın. Çok az yağda, tavaya bir kaşık krep hamurundan koyarak krep yapın. Ayrı bir tavada az yağda soğanı çevirin, sonra havuç ve kabağı da koyarak biraz pişirin. Piştikten sonra közlenmiş kırmızı biber ve ince doğranmış ıspanağı ekleyin, 5 dakika daha kavurun. Altını kapatılarak beyazpeynir ve ince kıyılmış maydanoz ekleyin.

Daha sonra kreplerin içine, sotelenen sebzelerden 2 yemek kaşığı koyup dürüm yapın. Beş çayınızda afiyetle yiyebilirsiniz. Hem çok hafif hem çok doyurucudur. Hatta beş çayında bu sebzeli krepi yerseniz akşam yemeğinde bile bir şey yemek istemeyebilirsiniz.

Lahana yemekleri

Zayıflamanın ve zayıf kalmanın mucize sebzesi lahana... Çorbasıyla tek başına bir diyet yöntemi haline gelen yiyecek... Lahana gerçekten bu kadar mucizevi bir gıda mı diye merak edenlere cevabım, EVET! Ancak bu sözlerimden lahana çorbası diyetlerini onayladığım anlaşılmasın. Tekyönlü diyetlere kesinlikle karşıyım. Çünkü bu diyetler uzun vadeli uygulanamazlar. Vücudun ihtiyacı olan mineral, vitamin, karbonhidrat ve yağdan fakir olurlar. Dışınızı zayıflatabilirler ama aynı zamanda iç organlarınıza da zarar verebilirler.

Ben lahanayı sağlıklı beslenmenin vazgeçilmezlerinden biri olarak görüyorum. Bağırsaklarınız için mükemmel bir lif kaynağı olmasının yanı sıra tok tutucu özelliğini de göz ardı etmemek gerekiyor.

Günlük yaşamımızda beyaz lahanayı ve karalahanayı sarmalarımızda, mor lahanayı salatalarımızda kullanırken brükselIahanasına pek yüz vermiyoruz. Bütün lahana çeşitleri benzer özellikleri gösterse de mor lahananın antioksidan kapasitesi daha yüksektir ve sıkça tüketmekte fayda var.

Zayıflatan tonbalıklı mor lahana salatası

- 1 adet mor lahana
- 1 demet roka
- Yarım demet nane
- 1 adet kırmızı soğan
- 1 poşet yağı süzülmüş tonbalığı
- 1 yemek kaşığı zeytinyağı
- 1 adet limonun suyu
- 1 yemek kaşığı nar ekşisi
- 1 yemek kaşığı elma sirkesi
- 1 adet ince dilimlenmiş greyfurt
- Az tuz
- Biberiye

Yapılışı: Mor lahanayı incecik doğrayın, az tuz ve elma sirkesi ile ovun. Kırmızı soğanı jülyen, incecik doğrayın, lahana ile harmanlayın. Bu karışımın üzerine nane ve rokayı ince ince doğrayıp koyun, tonbalığı ve baharatları ekleyin. Üzerini ince ince dilimlediğiniz greyfurt parçaları ile süsleyin.

Bu tarifte greyfurtun yağ yakıcı etkisi, tonbalığının omega-3'ü ve lahananın lifleri birleşiyor, hem tok tutuyor, hem yağlarınızı yakıyor!

Havuçlu kapuska

- ☺ 1 baş lahananın dörtte biri
- ☺ 2 adet havuç
- ☺ 1 adet büyük kuru soğan
- ☺ 4-5 diş sarmısak
- ☺ 200 gram kıyma
- ☺ 1 fincan bulgur
- ☺ 1 yemek kaşığı domates salçası
- ☺ Yarım demet maydanoz
- ☺ 2 bardak su

Yapılışı: Kuru soğanı ince ince doğrayın, kıyma ile birlikte suyunu çekene kadar pişirin. Sonra rendelenmiş havuç, lahana ve sarmısakları ekleyin. Ayrı bir yerde 1 yemek kaşığı salçayı 2 bardak su ile seyreltin ve sebzelerin üzerine ekleyin. Su kaynayınca içine bulguru ekleyin, bir taşım fokurdatın. Kıyılmış maydanoz, karabiber, arzuya göre limon da ekleyerek servis yapın.

Tok tutan yoğurtlu lahana kısırı

- ☺ 1 çay bardağı orta bulgur
- ☺ 1,5 çay bardağı sıcak su
- ☺ Yarım yemek kaşığı biber salçası
- ☺ Yarım yemek kaşığı domates salçası
- ☺ 1 adet küçük kuru soğan
- ☺ 3 diş sarmısak
- ☺ 2 dal taze soğan
- ☺ 8-10 dal maydanoz
- ☺ 5-6 adet ince doğranmış ve haşlanmış lahana yaprağı
- ☺ Kimyon, tuz, kuru nane
- ☺ Zeytinyağı
- ☺ Yarım adet limon
- ☺ Nar ekşisi
- ☺ Yarım bardak süzme yoğurt
- ☺ Yarım bardak normal yoğurt

Yapılışı: Bulguru geniş bir kaba alıp içine kuru soğanı küçük küçük doğrayın. Üzerine sıcak suyu ilave edip karıştırın, ağzını kapatın. 1 saat kadar sonra bulgura salçasını katıp yoğurun. Ezilmiş sarmısak, soğan, maydanoz ve yeşil soğanla bulguru yoğurmaya devam edin. Baharatını, ekşisini koyun. En son haşlanmış suyu iyice süzülmüş ve ince ince doğranmış lahana ile harmanlayın. Servis tabağına alın. Üzerini sarmısaklı yoğurt karışımı ile kaplayın ve kuru nane atarak servis yapın.

Basit lahana turşusu

Et yemeklerinin, balık yemeklerinin yanına garnitür olarak mükemmel bir lif kaynağı. Çok tok tutar; eti az, bu lezzetli lahanayı bol yiyin. Aynı tarifi lahana yerine ıspanak kullanarak da yapabilirsiniz. Ispanağı kendi suyunda haşlayın.

- 1 baş lahananın dörtte biri
- Pul biber
- 4-5 diş ezilmiş sarmısak
- 1 yemek kaşığı nar ekşisi
- 1 yemek kaşığı zeytinyağı
- Az tuz
- 1 yemek kaşığı sirke

Yapılışı: Lahanaları az suda haşlayın. Suyunu sıkıp kalın kalın doğrayın (2 parmak kalınlığında). Üzerine nar ekşisi, sirke, sarmısak, zeytinyağı ve pul biberi ekleyin, kıyılmış lahanalarla harmanlayın.

Kış mucizesi

"Karnabaharlı lahana sarması"na ne dersiniz?

- 1 baş küçük lahana
- 1 adet küçük karnabahar
- Yarım kilo kıyma
- 2 adet büyük kuru soğan
- 5-6 diş sarmısak
- 1 demet maydanoz
- 1 demet nane
- 1 çay bardağı bulgur
- 2 yemek kaşığı domates salçası veya 3 adet rendelenmiş domates
- Karabiber, pul biber
- Yarım adet limonun suyu

Yapılışı: Lahanayı haşlayın. Karnabaharı robottan geçirin, kaynar suda çok az bekletin, sonra soğuk suyla yıkayıp suyunu iyice süzün. Karnabaharın içine kıymayı ve çok ince doğradığınız sebzeleri, bulguru, baharatları ve salçayı koyun. Sonra haşladığınız lahanaları iç malzemesi ile güzelce sarın. Az su ekleyin ve kısık ateşte yaklaşık 45 dakika pişirin.

Tam bir bağırsak çalıştırıcı etkisi olan lahana ve karnabaharın birlikte kullanıldığı bu yemek, uzun süre tok tutmasının yanında kabızlık için de güzel bir çare...

Buğdaylı karışık lahana

- ☺ 1 su bardağı haşlanmış buğday
- ☺ Çeyrek baş ince kıyılmış beyaz lahana
- ☺ Çeyrek baş ince kıyılmış mor lahana
- ☺ 7-8 adet haşlanmış brüksellahanası
- ☺ 7-8 diş sarmısak
- ☺ 2 bardak yoğurt
- ☺ 4-5 adet kornişon turşusu
- ☺ Dereotu
- ☺ 1 yemek kaşığı elma sirkesi
- ☺ Toz kırmızı biber, az tuz

Yapılışı: Beyaz lahana ve mor lahanayı az tuz ve elma sirkesiyle ovun.
Üzerine haşlanmış, ikiye bölünmüş brüksellahanalarını koyun, hepsini karıştırın. Haşlanmış buğdayla tüm malzemeyi karıştırıp, küçük doğranmış kornişon turşularını üzerine ekleyin.
Sarmısaklı yoğurdu ilave edip, üzerini ince kıyılmış dereotu ve toz kırmızı biberle süsleyin.

Artık yemek hayali kurmayayım, öyle bir şey yiyeyim ki bir süre yemek düşünmeyeyim diyorsanız bu tarif tam size göre. Bütün lahanaların kullanıldığı bu salata hem gözlere hem metabolizmalara şenlik. Lif açısından son derece zengin, yoğurt kullanıldığı için dengeli protein içeriyor, buğdaydan gelen karbonhidratla da kan şekeri regülasyonu sağlıyor. Kesinlikle deneyin! İlaç gibi bir tarif bu!

Tavuklu lahana

☺ Beyaz lahana yaprakları	☺ Pul biber, karabiber, az tuz
☺ 1 adet tavuk göğsü	☺ 1 yemek kaşığı soya sosu
☺ 1 adet büyük soğan	☺ 1 tatlı kaşığı köri
☺ 2 adet havuç	☺ 1 tatlı kaşığı kimyon
☺ 5-6 diş sarmısak	☺ 1 yemek kaşığı zeytinyağı

Yapılışı: Tavuk göğsünü küçük küçük doğrayın, ince yuvarlak dilimler halinde doğradığınız havuç, soğan ve sarmısakla suyunu çektirin. Lahanaları ince doğrayıp karışıma ekleyin, üzerine 1 çay bardağı kadar sıcak su koyun. Kimyon, karabiber, köri, pul biber ve az tuzunu da ekleyip, suyu çekene kadar pişirin. Piştikten sonra soya sosu ve zeytinyağını ekleyin, sıcak olarak servis yapın.

Brüksellahanasını bir de böyle deneyin

☺ 250 gram brüksellahanası	☺ 1 fincan bulgur
☺ 1 adet kuru soğan	☺ 1 yemek kaşığı zeytinyağı
☺ 2 adet rendelenmiş domates	☺ 1 adet limonun suyu
☺ 1 adet havuç	☺ Az tuz

Yapılışı: Soğanı ve havucu incecik doğrayın, az yağda yumuşatın. İkiye bölüp 10 dakika kaynar suda bıraktığınız brüksellahanalarını üzerine ekleyin, rendelenmiş domatesle 10 dakika kadar pişirin. Sonra bulgurunu ekleyin, 10 dakika daha pişirin. Üzerine zeytinyağı, tuz ve limonunu ekleyin, ince doğranmış dereotu ile servis yapın.

Kıymalı lahana gözleme

İşte zayıflatan gözleme!

☺ İnce doğranmış yarım baş beyaz lahana	☺ 250 gram kıyma
☺ 1 adet büyük kuru soğan	☺ Az tuz, karabiber, pul biber
☺ 1 demet incecik doğranmış maydanoz	☺ Yarım çay bardağı yoğurt
	☺ 2 adet yufka

Yapılışı: Kıymayı soğanla birlikte çevirin, suyunu çekince ince ince doğradığınız lahanaları ekleyin, tencerenin kapağını kapatın ve lahana suyunu çekene kadar pişirin.

Piştikten sonra maydanozunu ve baharatlarını ekleyin. Yufkanın içine hazırladığınız içi koyun. Yufkaların ağzını yoğurtla birbirine birleştirin, yağsız tavada alt-üst pişirin.

Göbek yağlarını eriten
Lahana kokteyli

- Yarım baş kırmızılahana rendesi
- Çeyrek baş beyaz lahana rendesi
- Bir avuç ufalanmış çiğ karnabahar
- 10 adet dövülmüş çiğ badem
- Sarmısaklı yoğurt

Yapılışı: Lahanaları rendeleyin, limonla ve az tuzla ovun. Daha sonra içine çiğ karnabaharı koyun, bütün malzemeyi sarmısaklı yoğurt ile karıştırın. Üzerini çiğ bademle süsleyin.

Şeker dengeleyen lahana çorbası

- Çeyrek baş lahana
- 2 adet havuç
- 1 adet büyük kuru soğan
- 4 çorba kaşığı kıyma
- 2 çorba kaşığı bulgur
- Yarım demet maydanoz
- 1 çorba kaşığı domates salçası
- Az tuz, karabiber, pul biber

Yapılışı: Kıymayı soğanla birlikte çevirin, kıyma suyunu çekince havucu ekleyin. Havuçlar yumuşayınca domates salçasını ve ince ince doğradığınız lahanaları ve 4 su bardağı kadar su ekleyin.

Su kaynayınca bulguru koyun, iki taşım kaynatıp altını söndürün, tuzunu, biberini ilave edin, ince kıyılmış maydanozla servis yapın.

Bu salatayı zayıflarken mutlaka deneyin

Beyaz lahanayı ya haşlayıp kapuska yaparız ya da sarmasını yaparız. Ben bazen de beyaz lahanayı hiç pişirmeden salatalarınızda kullanmanızı da tavsiye ediyorum. Özellikle lahana sarması yapmak için büyük yapraklarını kullandıktan sonra lahananın iç bölümünde kalan yaprakları daha kıvrımlı ve sarması zor olur, bu kısımları değerlendirmek için önereceğim bu yöntemi deneyebilirsiniz. Hem tok tutar, hem de bağırsaklarınızı yumuşatır.

- ☺ Lahananın iç bölümü (bir küçük marul büyüklüğünde olabilir)
- ☺ 1 adet turp
- ☺ 1 adet havuç
- ☺ 2 adet haşlanmış yumurta
- ☺ 1 yemek kaşığı zeytinyağı
- ☺ 1 yemek kaşığı elma sirkesi
- ☺ 1 adet limonun suyu
- ☺ 3 diş ezilmiş sarmısak
- ☺ 1 tatlı kaşığı kuru nane
- ☺ Karabiber
- ☺ Toz kırmızı biber

Yapılışı: Lahanayı incecik doğrayın, havucu ve turpu rendeleyin; zeytinyağı, limon, sarmısak, nane ve az tuzu karıştırarak sos haline getirin. Hazırladığınız salata ile bu sosu karıştırın. Üzerine ince ince doğradığınız yumurtaları yerleştirin, toz kırmızı biber ve karabiberle süsleyerek servis yapın.

Brokoli

Brokoli çorbası

- 1 yemek kaşığı tam buğday unu
- 1 yemek kaşığı zeytinyağı
- Yarım kilo brokoli
- 3 bardak su
- 1 bardak sıcak süt
- Sarmısak
- Tuz, karabiber

Yapılışı: Brokoliyi suda haşlayıp blendırdan geçirin. Tam buğday ununu az yağla kavurun, brokolinin üzerine yavaşça ekleyin. Ocakta kaynarken sıcak sütü koyun, sarmısak, karabiber ve tuzunu ekleyin. Afiyet olsun.

Portakallı yerelması

- Yarım kilo yer elması
- 1 adet büyük kuru soğan
- 100 gram kıyma
- 1 fincan pirinç
- Yarım adet portakalın suyu
- Yarım adet limonun suyu
- 1 yemek kaşığı portakal-limon kabuğu rendesi
- 1 çay bardağı su
- Karabiber, az tuz

Yapılışı: İncecik doğradığınız soğanın kıyma ile suyunu çektirin, üzerine soyup küçük küçük doğradığınız yerelmasını ekleyin. Pirincini koyun, 1 çay bardağı su ve portakal-limon suyu karışımı ile pişirin. Piştikten sonra 1 yemek kaşığı zeytinyağı ekleyin. Karabiberle süsleyerek servis yapın.

Buğday salatası

- 2 su bardağı haşlanmış buğday
- 2 yemek kaşığı haşlanmış mısır
- 4-5 adet kornişon turşusu
- 1 adet közlenmiş kırmızı biber
- 3-4 adet ceviz
- 1 fincan haşlanmış nohut
- 1 tutam dereotu
- Sarmısaklı yoğurt

Yapılışı: Tüm malzemeyi karıştırın. Sarmısaklı yoğurdu en üstüne koyun. Servis yapın.

Et yemekleri

İster kuzu eti olsun ister balık eti, her türlü et protein açısından çok zengindir. Zayıflamak için, tok kalmak için mutlaka bu proteinler beslenmemizde yer almalıdır. Ancak tekyönlü protein ya da et yiyerek yapılan diyetleri kesinlikle tavsiye etmiyorum. Evet, bu diyetlerde vücut etleri sindirmek için çok fazla kalori tüketiyor ancak diğer besin gruplarından tüketilmediği için bu diyetler guttan kolesterol yükselmesine, böbrek hastalığından kemik erimesine birçok hastalığın ortaya çıkmasına veya alevlenmesine de neden oluyor.

Siz siz olun, zayıflamaya çalışırken iç organlarınıza zarar vermeyin, mevcut sağlığınızı kaybetmeyin. Dengeli beslenerek ve bunu yaşam tarzı haline getirerek de çok kolay kilo verebilirsiniz.

Et yerken dikkat etmeniz gerekenler:

- ☺ Kansızlık probleminiz varsa etle yoğurdu veya ayranı aynı öğünde tüketmeyin.
- ☺ Eti kıyma olarak kullanacaksanız, yağsız kuşbaşı etten kıyma yaptırarak kullanın.
- ☺ Eti limonla veya taze sıkılmış meyve sularıyla birlikte tüketirseniz etin içindeki demirden daha fazla yararlanırsınız.
- ☺ Eti yumuşatmak için bir gün öncesinde soğan suyu veya yoğurt suyuyla terbiye edebilirsiniz.
- ☺ Hiç yağsız etin içinde bile bir miktar yağ olduğu için et yemeklerinize ekstradan yağ koymayın.
- ☺ Dışarıda yemek yerken kıymadan yapılan etleri tercih etmeyin. Adana, urfa, döner, iskender, beyti gibi yemeklerdeki etlerin yağ oranı yüksektir. Köfte ızgara bile olsa en az yüzde 60'ının yağ olduğunu unutmayın.

- Soslu parça etlere de dikkat etmekte fayda var. Çünkü bu sosların içine de çok fazla yağ konulduğu bir gerçek.
- Zayıflamak istiyorsanız etin yanına pilav, makarna, patates püresi koymayın. Onların yerine ekmek yemek daha tok tutar. Ancak ekmekte de porsiyon kontrolüne dikkat! Kadınlar bir dilim, erkekler iki dilimi geçmeyin.
- Eti kömürde pişirirken mutlaka terbiye edin. Etin çevresindeki terbiye kömürden ete daha az kanserojen madde geçmesine neden olur. Izgara ile kömür arasına on beş santim koymayı ihmal etmeyin.
- Eti çok pişirmeyin, yakmayın, yanık yerlerini asla yemeyin.

İşte size sağlıklı et yemeği tarifleri:

Ispanaklı kuzu çorba

- 250 gram yağsız kuzu eti
- 1 adet soğan
- 1 adet havuç
- 1 demet ıspanak
- 4-5 bardak et suyu

Terbiyesi için
- 1 su bardağı yoğurt
- 1 adet yumurta sarısı
- 1 adet limonun suyu
- 1 yemek kaşığı tam buğday unu

Yapılışı: Kuzu etini soğanla iyice haşlayın, sonra ince ince didikleyin. Rendelediğiniz havucu ve didiklenmiş eti biraz tencerede çevirin. Üzerine et suyunu koyun. Kaynayınca ince ince doğradığınız ıspanağı koyun. Bir tarafta terbiyeyi hazırlayın; unla yoğurdu iyice çırpın, ayrı bir yerde yumurta ile limonu iyice çırpın. Sonra bunları karıştırın. Terbiye hazır olunca içine biraz çorbanın suyundan ılıta ılıta koyun ve yavaş yavaş çorbaya dökün. Karabiberle servis yapın.

Düdüklüde zayıflatan et

- Yarım kilo yağsız bonfileden iri kuşbaşı
- 1 adet büyük kuru soğan
- 3 diş sarmısak

- ☺ 1 adet patates
- ☺ 1 adet havuç
- ☺ 1 adet kırmızı biber
- ☺ 1 adet yeşil biber
- ☺ Yarım çay kaşığı zencefil
- ☺ Bir çay kaşığı bal
- ☺ Az tuz, karabiber
- ☺ 1 çay kaşığı sirke
- ☺ 1 yemek kaşığı karışık domates ve biber salçası

Yapılışı: Malzemeleri iri iri doğrayın. 1 çay bardağı soğuk suyla birlikte bütün malzemeyi düdüklüye koyun, 25 dakika pişirin. Afiyet olsun!

Metabolizma çalıştıran sade et

- ☺ 1 kilo yağsız kuzu veya dana kuşbaşı
- ☺ 1 adet büyük soğan
- ☺ 4 bardak su
- ☺ Az tuz

Yapılışı: Kuşbaşıları iyice yıkadıktan sonra tencereye koyun, üzerine soğanı küçük küçük doğrayın. Suyu da ekleyerek kısık ateşte yaklaşık 2 saat pişirin. Etler piştikten sonra su kaldıysa harlı ateşte suyunu çektirin. En sona tuzunu atın.

Büyük, bol limonlu bir yeşil salata ile birlikte tükettiğinizde demir açısından son derece faydalı olur. 4 yemek kaşığını 1 porsiyon olarak düşünmekte fayda var.

Akşam yemeğine kadar tok kalayım diyorsanız, işte size öğlen tercih edebileceğiniz

Kıymalı menemen

- ☺ 200 gram yağsız kıyma
- ☺ 1 adet çok ince doğranmış kuru soğan
- ☺ 2 adet yeşil biber
- ☺ 2 diş sarmısak
- ☺ 2 adet kabukları alınmış ve ince doğranmış domates
- ☺ 2 adet yumurta
- ☺ Az tuz, karabiber, pul biber

Yapılışı: Kıymayı soğan ve yeşil biberle iyice pişirin, suyunu çekince üzerine domates ve ezilmiş sarmısağı ekleyin. Domates suyunu çekince üzerine daha önceden çırptığınız yumurtaları ekleyin. Tencerenin kapağını kapatın ve 10 dakika daha pişirin. Üzerine pul biber ve karabiber atabilirsiniz.

Bu yemeği öğlen iki dilim ekmek, salata ve ayranla birlikte tükettiğinizde akşam pek acıkmadığınızı fark edeceksiniz. Kıyma ve yumurtadan gelen protein insanı çok tok tutar. Yanında yiyeceğiniz iki dilim ekmek de karbonhidrat dengesini kurar. Akşamı da bir çorba ve yoğurtla geçiştirdiğinizde ertesi gün yarım kilo verdiğinizi göreceksiniz. (Tarifini verdiğim yemek dört kişiliktir.)

Zayıflatan sebzeli et

- ☺ Yarım kilo yağı ayıklanmış kuşbaşı et
- ☺ 2 adet ince doğranmış pırasa
- ☺ 2 adet büyük boy soğan
- ☺ 5 adet sivribiber
- ☺ 1 adet domates
- ☺ 2 diş sarmısak
- ☺ Tuz, karabiber, kekik, biberiye, pul biber, kimyon
- ☺ 2 bardak su

Yapılışı: Tencereye suyla birlikte eti koyun. Et yumuşayana kadar pişirin. Et yumuşayınca içine ince ince kıydığınız pırasaları ve soğanı ekleyin. Soğanlar yumuşayınca sarmısak, yeşil biber ve rende domatesi de ekleyip, domatesler pişene kadar bekleyin. Üzerine baharatları atarak servis yapın.

Sebzeli pirzola

- ☺ 1 kilo yağsız kuzu pirzola
- ☺ 2 adet halka halka doğranmış kuru soğan
- ☺ 8-10 adet sarmısak
- ☺ Yarım kilo yeşil biber
- ☺ 3 adet pijamalı soyulmuş
- ☺ 2 santim kalınlıkta halka halka doğranmış patlıcan
- ☺ 2 adet 2 santim kalınlıkta halka halka doğranmış patates
- ☺ Yarım kilo küçük doğranmış domates
- ☺ Az tuz

Yapılışı: Fırın tepsisine yağlı kâğıt serin, üzerine pirzolaları dizin. Halka halka doğradığınız kuru soğanları pirzolanın üzerine koyun. Patlıcanları tuzlu suda bekletip, durulayarak suyunu iyice sıktıktan sonra, soğanların üzerine sarmısaklarla birlikte koyun. Çekirdeklerini çıkardığınız yeşil biber ve patatesleri patlıcanların üzerine koyun. En üste küp küp doğranmış domatesleri koyarak, yiyeceklere değmeyecek şekilde alüminyum folyo ile ağzını kapatın ve 200 derecede fırında 1,5 saat pişirin. Sebzeler pişince alüminyum folyoyu alarak tepsinin üzerini açın. 10 dakika daha pişirin, sıcak servis yapın.

Kış alinaziği

- 1 kilo ıspanak, yarım kilo yağsız kuşbaşı et
- 1 adet kuru soğan
- 1 bardak süt
- 1 kaşık un
- 1 yemek kaşığı zeytinyağı
- 1 yemek kaşığı domates salçası
- Az tuz, karabiber

Yapılışı: Ayıklanmış ıspanağı 1 adet soğanla birlikte pişirin. Ispanaklar pişince rondodan geçirin. Bu arada beşamel sos için; 1 yemek kaşığı zeytinyağı ile unu kavurun, sütü ekleyin, koyulaştırın. Ispanakla beşamel sosu karıştırın. Diğer tarafta etin suyunu çektirin, üzerine biraz sıcak su ekleyerek iyice yumuşatın. Yumuşayınca suyla karıştırdığınız salçayı ete koyun. Baharatlarını ekleyin. Servis tabağına alta beşamel soslu ıspanağı koyun, üzerine de salçalı eti koyarak servis yapın.

Etli pırasa böreği

- 2 adet yufka
- 200 gram kıyma
- 1 adet soğan
- 4 dal çok ince doğranmış pırasa
- Yarım demet maydanoz
- 1 adet yumurta
- 1 bardak yoğurt
- Karabiber, pul biber, çöreotu, az tuz

Yapılışı: Kıymayı soğan ve çok ince doğranmış pırasa ile pişirin. Suyunu çekince üzerine baharatını ve maydanozunu koyun.

Yufkaları dörde bölün. Her bir parçasına, ayrı bir yerde çırptığınız yumurta ve yoğurt karışımından birer yemek kaşığı koyun ve iyice yayın.

Daha sonra her bir parçaya hazırladığınız içten bolca koyun ve sararak börek yapın. Yağlı fırın tepsisine koyun. Üzerine kalan yoğurtlu karışımı sürün ve çöreotu ile süsleyin. Sıcak servis yapın. Size tavsiyem bu böreği öğünde 1 adet olacak şekilde yiyin. Yanında bol salata da tercih edebilirsiniz.

Börek yiyerek zayıflamak istiyorsanız, malzemeyi bol, yufkayı ve yağı az tutacaksınız. Malzeme seçerken sebze ve et ağırlıklı seçin. Börek yaparken patates kullanmanızı tavsiye etmem. Sekizde bir yufka bir dilim ekmek demektir. Eğer bir de patatesli iç malzeme kullanırsanız böreğin karbonhidrat değerini yükseltirsiniz. Patatesli bir börek yediğinizde ekmeği ekmeğin içine koyarak yemiş olursunuz. Börek servisini yaparken siz yine de böreği az alın. Yanına bol sebze ve yoğurt koymayı ihmal etmeyin.

İşte size ev iskenderi

- ☺ 1 kilo yağsız küçük küçük doğranmış kuşbaşı kuzu eti
- ☺ 1 adet karnabahar
- ☺ 1 adet yumurta
- ☺ 1 yemek kaşığı tam buğday unu
- ☺ 2 yemek kaşığı domates salçası
- ☺ 2 diş sarmısak
- ☺ 3 bardak yoğurt
- ☺ Az tuz

Yapılışı: Yağsız kuzu etini tencereye koyun, önce suyunu çektirin sonra da yumuşayana kadar sıcak su ilave ederek pişirin. Yumuşayınca 4-5 yemek kaşığı suyun içine salçayı koyun ve iyice özeyin. Elde ettiğiniz salçalı suyu etlerin üzerine koyun, tavada karabiberle tekrar soteleyin. Etlerin suyunu iyice çektirin.

Diğer taraftan karnabaharı az suda haşlayın. 1 yumurta, 3-4 kaşık yoğurt, 1 yemek kaşığı tam buğday ununu karıştırın ve karnabaharların üzerine dökün ve tekrar karıştırın. Yağlı kâğıtta cam fırın kabına koyduğunuz karnabaharları fırına sürün, yaklaşık 20 dakika pişirin.

Fırınlanmış karnabaharların üzerine sotelediğiniz salçalı döner etini koyun. Sarmısaklı yoğurtla servis yapın.

Tok tutan ekşili köfte

Köfte için

- ☺ 250 gram yağsız kıyma
- ☺ 1 fincan ince bulgur
- ☺ 1 adet yumurta
- ☺ İnce kıyılmış maydanoz
- ☺ Tuz, karabiber, kuru nane
- ☺ 1 su bardağı haşlanmış nohut
- ☺ 2 adet küp küp doğranmış havuç

Sos için

- ☺ 1 yemek kaşığı zeytinyağı
- ☺ 1 adet kuru soğan
- ☺ 2 yemek kaşığı yoğurt
- ☺ 2 yemek kaşığı tam buğday unu
- ☺ 4 bardak su

Yapılışı: Yağsız kıyma, bulgur, yumurta, ince kıyılmış maydanoz, karabiber ve kuru naneyi karıştırın, iyice yoğurun ve fındık büyüklüğünde köfteler yaparak yuvarlayın. Köftelerin birbirine yapışmaması için hafif unlayabilirsiniz.

Sosu için; 2 yemek kaşığı yoğurt ve 1 yemek kaşığı unu 4 bardak su ile sulandırın, ayran yapın.

1 yemek kaşığı zeytinyağında 1 orta boy soğanı soteleyin. Soğanlar yumuşayınca hazırlamış olduğunuz ayran karışımını tencereye dökün. Kaynayınca küp küp doğradığınız havuç, 1 su bardağı haşlanmış nohut ve köfteleri tencereye ilave edin. 1 limonun suyunu ve az tuz ekleyin.

Ege bölgesinde düğünlerde ikram edilen bu köfteyi ben çok severim. Tarifte yağı azalttım, yani kaloriyi düşürdüm ve un olarak da tam buğday unu önerdim. Bu tok tutan ekşili köfteyi de ana öğünde tek çeşit olarak 5-6 kaşık yemenizi tavsiye ederim. Yanında pilav, makarna, ekmek yememeye çalışın. Ama her zamanki gibi yoğurt ve bol salata serbest!

Mantarlı tavuk yahnisi

- ☺ 3 adet tavuk göğüs eti
- ☺ 3 adet tavuk kalçalı but
- ☺ 1 adet kuru soğan
- ☺ 4 diş sarmısak
- ☺ 1 çay bardağı soya sosu
- ☺ 1 paket mantar

Yapılışı: Mantarları ikiye bölün, soğanı ve sarmısağı küçük küçük doğrayın, tavukları ve soya sosunu ekleyerek düdüklüde 40 dakika kadar pişirin. Düdüklünün ağzını açtığınızda yemeğin suyu kalmışsa harlı ateşte suyunu çektirin. Sıcak servis yapabilirsiniz.

Tavuklu, pazılı nohut

- ☺ 2 adet kalçalı tavuk but
- ☺ 1 çay bardağı haşlanmış nohut
- ☺ 3 diş ezilmiş sarmısak
- ☺ 1 demet pazı

Terbiyesi için

- ☺ 1 bardak yoğurt
- ☺ 2 yemek kaşığı tam buğday unu
- ☺ 1 adet yumurta sarısı
- ☺ 1 adet limonun suyu
- ☺ 1 adet limonun rendelenmiş kabuğu

Yapılışı: Tavuk etini iyice yıkayıp, haşlayın. Haşladıktan sonra kemiklerinden ayırarak didikleyin. Haşlanmış nohut, ezilmiş sarmısak ve tavuk etlerini harmanlayıp, üzerine 4 su bardağı kadar tavuk suyu koyun. Biraz piştikten sonra ince doğradığınız pazıları ekleyip 5 dakika kadar daha pişirin. Terbiyesini hazırlamak için; unu yoğurtla çırpın, limon suyu ile çırptığınız yumurtayı ve limon kabuğu rendesini ekleyin. Terbiyenin içine yemeğin suyundan az az ekleyerek ılıştırın. Sonra tüm terbiyeyi yemeğinizin içine koyarak bir taşım kaynatın. Karabiber ve kekikle servis yapın.

Yoğurtlu fırın tavuk

- ☺ 6 adet açılmış tavuk pirzola
- ☺ 1 bardak yoğurt
- ☺ 2 yemek kaşığı domates salçası
- ☺ 6-7 diş dövülmüş sarmısak
- ☺ Az tuz

Yapılışı: Yoğurdu, salçayı ve sarmısağı az tuzla karıştırıp sos yapın. Bu arada tavukları iyice yıkayın ve hazırladığınız sosa bulayıp yağlı kâğıtta fırın tepsisine koyun ve kızarana kadar 200 derecede yaklaşık 40 dakika pişirin.

Tavuğa mükemmel lezzet veren salçalı sarmısaklı yoğurt, sadece tat için değil aynı zamanda salça ve sarmısak sayesinde güçlü bir antioksidandır. Hem tok tutar hem bağışıklık sisteminizi güçlendirir.

Brüksellahanalı ızgara tavuk

- 6 adet tavuk pirzola
- 3 diş ezilmiş sarmısak
- 2 tatlı kaşığı kekik
- Az tuz
- 2 tatlı kaşığı karabiber
- 1 yemek kaşığı zeytinyağı
- 1 yemek kaşığı su
- 1 adet fırında pişirme torbası

Garnitür için

- 1 paket brüksellahanası
- 1 bardak yoğurt
- 2 diş ezilmiş sarmısak

Yapılışı: Ezilmiş sarmısak, kekik, az tuz, karabiber, zeytinyağı ve suyu koyarak bir sos elde edin. Yıkadığınız, suyunu iyice sıktığınız tavuk pirzolalarını bu sosla iyice sıvayın. Hepsini yan yana pişirme torbasına koyun. Torbanın ağzını bağladıktan sonra üzerine birkaç adet delik delin. Fırına sürün, 200 derecede yaklaşık 40 dakika pişirin. Brokolileri haşlayın ve sarmısaklı yoğurtla soslayın. Tavuklar pişince yanında servis yapın.

Sarmısaklı tavuk

- Yarım kilo tavuk göğüs eti
- 4-5 diş sarmısak
- 2 yemek kaşığı zeytinyağı
- Kekik, karabiber
- 2 adet yumurta
- Galeta unu

Yapılışı: Tavuk göğüs etlerini uzun şeritler halinde ince ince dilimleyin. Sarmısak, zeytinyağı, kekik ve karabiberi karıştırıp sos yapın ve dilimlediğiniz etleri yarım saat kadar bu sosta bekletin. Daha sonra etleri, çırptığınız yumurtaya batırın, galeta ununa bulayın ve yağlı kâğıtta fırına sürün. Yaklaşık 40 dakika pişirmeniz yeterli olacaktır.

İncelten tarif: fırında mantarlı biber

- 4 adet kırmızı biber
- 24 adet mantar
- 24 adet çeri domates
- İnce kıyılmış maydanoz
- 200 gram az yağlı rendelenmiş beyazpeynir
- Pul biber
- Çöreotu

Yapılışı: Kırmızı biberleri ikiye ayrın, içine tüm malzemeyi koyun ve yağlı kâğıtta 200 derecede 20 dakika pişirin. Maydanozla süsleyerek servis yapın.

Etli karışık lahana yemeği

- 250 gram çok küçük doğranmış kuşbaşı et
- Yarım baş mor lahana
- Yarım baş beyaz lahana
- 1 adet soğan
- 3-4 diş sarmısak
- 2 adet rendelenmiş domates
- 1 çay bardağı haşlanmış yeşil mercimek
- Az tuz, karabiber, pul biber
- Bol maydanoz

Yapılışı: Eti soğanla birlikte suyunu çekene kadar pişirin. Sonra üzerine biraz kaynar su ekleyip, etler yumuşacık olana kadar yeniden pişirin. Üzerine rendelenmiş domates, dövülmüş sarmısak ve ince kıyılmış lahanaları ekleyin. Lahanalar yumuşamaya yakın yeşil mercimeği ve baharatlarını ekleyin. Bir taşım daha pişirin. İnce kıyılmış bol maydanozla sıcak servis yapın.

Enginarlı, nohutlu bulgur pilavı

- 1 su bardağı bulgur
- 1 su bardağı nohut
- 2 adet domates
- 2 adet yeşil biber
- 1 adet soğan
- 4 adet enginar
- 2 yemek kaşığı zeytinyağı
- Karabiber, pul biber, az tuz
- Dereotu, maydanoz, taze nane

Yapılışı: Soğanı az yağda pembeleştirin. Üzerine domates ve yeşil biberi ekleyin. Domatesler pişince üzerine su, haşlanmış nohut ve bulguru da ekleyin. Kısık ateşte suyunu çekene kadar pişirin. Enginarları ayrıca buharda haşlayın ve küp küp doğrayın. Daha sonra nohutlu bulgurunuza karıştırın. En üste baharatları, ince kıyılmış maydanoz, dereotu ve taze naneleri ekleyin. Kalan zeytinyağını da ekleyerek servis yapabilirsiniz.

Börek yiyerek zayıflamak istiyorum diyenlere

- 750 gram ıspanak
- 3 adet yumurta
- 200 gram kavrulmuş kıyma
- 1 adet patates rendesi
- Yarım demet maydanoz
- Yarım demet yeşil soğan
- 1 su bardağı rendelenmiş light kaşarpeyniri

Yapılışı: Ispanakları kaynar suya atın, fazla tutmadan çıkarın, suyunu iyice sıkın. Üzerine kaşar hariç tüm malzemeyi koyun, karıştırın. Yağlı kâğıda tüm malzemeyi dökün, fırında 200 derecede 20 dakika pişirin. Daha sonra üzerine, rendelenmiş kaşarı serpin, 10 dakika daha pişirin, üzeri kızarınca çıkarın.

Fırında sarmısaklı somon köftesi

- 200 gram somon
- Yarım demet maydanoz
- 5-6 diş sarmısak
- 1 adet yumurta
- Karabiber
- Pul biber

Yapılışı: Somonu kıyma haline getirin, tüm malzemeleri karıştırın. Dilediğiniz gibi şekil vererek yağlı kâğıtta fırına sürün.

Mercimekli enginar salatası

- 1 su bardağı haşlanmış yeşil mercimek
- 4 adet hafif haşlanmış enginar
- 4 adet haşlanmış, yuvarlak dilimlenmiş havuç
- Yarım demet dereotu
- Yarım demet maydanoz
- 1 adet limon
- 1 yemek kaşığı zeytinyağı

Yapılışı: Tüm malzemeler karıştırılır. Güzel bir tabakta servis yapılır.

Pazılı yumurta dolması

- 6 adet yumurta
- 4-5 dal pazı
- 1 adet közlenmiş kırmızı biber
- 1 adet ince doğranmış soğan
- 1 yemek kaşığı zeytinyağı
- Az tuz, karabiber

Yapılışı: Yumurtaları haşlayın, ortadan ikiye bölün. Sarılarını kaşık yardımıyla çıkarın.

Ayrı bir tavada az yağda ince doğradığınız soğanları çevirin. Soğan yumuşayınca ince ince doğradığınız közlenmiş kırmızı biber ve pazıyı ekleyin. Pazılar pişince çıkardığınız yumurta sarılarını malzemeye ekleyin ve iyice karıştırın. Tuzunu, karabiberini ekleyin. İçini boşalttığınız yumurta beyazlarına bu yeni yaptığınız pazılı içi koyarak servis yapın. Üzerini karabiber ve pul biberle süsleyebilirsiniz.

Yumurta insanı en çok tok tutan yiyeceklerden biridir. Çoğu diyet listesinin de olmazsa olmazlarından biridir. Ancak ya omletini ya da haşlamasını yediğimiz bu yiyecek çoğu zaman bize sevimsiz gelir. Bu tarifte ben yumurtayı pazı, kırmızı biber ve soğanla zenginleştirdim. Hem besin kalitesini artırdım, hem de lezzetine lezzet kattım. Kişi başına 1 porsiyonda 2 adet olacak şekilde servis yapabilirsiniz. Yanında bol salata, bir dilim ekmek ve bir bardak ayranla birlikte tükettiğinizde dengeli bir öğün olacaktır.

Yağ yakan elmalı pancar

- 2 adet pancar
- 3 adet yeşil elma
- Yarım adet limonun suyu
- Az tuz
- Birkaç dal taze nane

Yapılışı: Pancarı ve yeşil elmayı çiğden rendeleyin. Karıştırın. Üzerine az tuz, zeytinyağı ve limon suyunu gezdirin. Taze nane yaprakları ile süsleyerek servis yapın.

Sebzeli tokluk salatası

- ☺ 3 adet pancar
- ☺ 3 adet enginar
- ☺ 1 adet patates
- ☺ 1 adet havuç
- ☺ 1 çay bardağı bezelye
- ☺ 1 adet limonun suyu
- ☺ 2 diş sarmısak
- ☺ 2 yemek kaşığı zeytinyağı
- ☺ Tuz
- ☺ Maydanoz

Yapılışı: Bütün sebzeleri buharda haşlayın. Küp küp kesin. Sosu hazırlayıp bir kâsede sebzelerle karıştırın. Servis tabağına alın, maydanozla süsleyerek servis yapın.

Pancar ezmesi

- ☺ 3-4 adet pancar
- ☺ 2 diş sarmısak
- ☺ 1 yemek kaşığı zeytinyağı
- ☺ Yarım çay bardağı süt
- ☺ 3-4 adet dövülmüş ceviz

Yapılışı: Pancarları haşlayın, suyunu iyice süzün. Süt, ezilmiş sarmısak ve az yağla blendırdan geçirin. Üzerine dövülmüş ceviz serperek servis yapın.

Soğanlı pancar

- ☺ 1 adet orta boy soğan
- ☺ 4 adet pancar
- ☺ Yarım paket mantar
- ☺ 2 yemek kaşığı zeytinyağı
- ☺ Yarım demet maydanoz
- ☺ Pul biber
- ☺ Kimyon

Yapılışı: Soğanı az yağda soteleyin, üzerine küp küp doğradığınız pancarı ilave edin ve pancarı bu şekilde pişirin. Mantarı küçük küçük doğrayın, ayrı bir tavada yağsız kimyonla soteleyin. Mantarlar pişince pişmiş pancarla karıştırın. İnce kıyılmış maydanozla süsleyerek servis yapın.

Sebzeli tavuk çorbası

- 4 adet tavuk baget
- 1 adet büyük kuru soğan
- 2 adet havuç
- 1 adet kereviz
- 1 adet patates
- 3-4 diş sarmısak
- 6 su bardağı su
- Karabiber, pul biber, az tuz
- 1 adet limonun suyu

Yapılışı: Tavuk bagetleri iyice yıkayın. Su, ince ince doğradığınız soğanlar ve ezdiğiniz sarmısakla beraber haşlamak üzere ocağa koyun. Bu arada yuvarlak doğradığınız havuçları, küp küp kesilmiş patatesi ve küp küp kesilmiş kerevizi ekleyin. Sebzeler ve tavuklar pişince ocağın altını kapatın. Üzerine limon suyunu ve baharatlarını ekleyerek servis yapabilirsiniz.

Kabaklı tavuk çorbası

- 1 adet kalçalı but
- 2 adet yeşil kabak
- 1 dilim sarı kabak
- 1 adet kuru soğan
- 4-5 diş sarmısak
- 1 parça zencefil
- Arzuya göre limon
- Karabiber, az tuz

Yapılışı: Tavuğu soğan ve sarmısakla bir taşım kaynatın. Sonra kabakları ekleyin. Kabaklar pişince, taze zencefili ekleyip altını kapatın. Tavuğu tencereden çıkarıp kabakları blendırda çekin. Sonra haşlanmış tavukları didikleyip çorbanıza ekleyin. Karabiber ve limonla servis yapın.

Yağ yakan badem sütlü tavuk

- 1 su bardağı badem
- 2 adet tavuk göğüs eti
- Tuz, karabiber
- Birkaç dal dereotu
- Birkaç dal maydanoz
- 1 adet yumurta
- Pul biber
- 5 bardak su

Yapılışı: Bir gece önceden bademleri 5 su bardağı suda ıslatın. Sabahleyin su ve bademleri blendırda iyice çekin. Daha sonra elde ettiğiniz karışımı tülbent yardımı ile iyice sıkın. Böyle yaparak badem tortusu ve badem sütü elde edeceksiniz. Hazırladığınız badem sütünü süt niyetine de içebilirsiniz. Bu süt buzdolabında yaklaşık üç gün dayanabilir.

Ayrı bir kapta tavuğu blendırdan geçirerek kıyma haline getirin. Tavuk kıymasının içine 1 yemek kaşığı badem tortusundan ekleyin. Daha sonra dereotu, yumurta, maydanoz, tuz, karabiber ve pul biberini ekleyerek tavuk köftesi yapın. Köfteler biraz yumuşak olacak. İster az yağda teflon tavada pişirin, ister yağlı kâğıtta fırına sürün, kızarana kadar pişirin. Yanında bir bardak badem sütü ile servis yapın.

Kök ıspanak salatası

- 1 kilo ıspanağın kökünden yaprağına kadar olan bölümleri (yani ıspanakların uzun sapları)
- 1 yemek kaşığı nar ekşisi
- 1 yemek kaşığı zeytinyağı
- 3-4 diş ezilmiş sarmısak
- Yarım limonun suyu
- 8-10 adet ufalanmış ceviz

Yapılışı: Ispanak köklerinin en uç kısımlarını atın. Kırmızı yerinden başlayarak saplarını kaynar suya atıp çıkarın. Zeytinyağı, limon suyu, nar ekşisi, tuz ve zeytinyağını karıştırıp sosunu yapın. Sosu ıspanak saplarının üzerine koyup cevizle servis edin.

Yemyeşil, tok tutan yoğurt çorbası

- 1 kilo yoğurt
- 1 adet yumurta
- 1 çay bardağı dövme
- 1 çay bardağı haşlanmış nohut
- Çeyrek demet pazı
- Çeyrek demet ıspanak
- Çeyrek demet maydanoz
- Çeyrek demet taze nane
- Çeyrek demet dereotu
- 2 yemek kaşığı zeytinyağı
- 3 diş sarmısak
- 1 tatlı kaşığı biber salçası
- Pul biber
- 6 bardak su

Yapılışı: Dövmeyi suda haşlayın. Bir tarafta yumurta ve yoğurdu iyice çırpın. Çırptığınız yoğurdun içine az az dövmenin suyundan ekleyin, daha sonra yavaş yavaş dövmenin üzerine katın. Sürekli karıştırın. Kaynayınca içine daha önceden haşladığınız nohutları koyun. İnce ince kıydığınız yeşillikleri çorbanızın içine katın, bir taşım kaynatın.
Sosu için; zeytinyağında sarmısakları çevirin, üzerine salçayı ve pul biberi koyun. Hafif pişirin. Sonra çorbanın üzerine dökün.

Nohutlu bamya

- 1 adet kuru soğan
- Yarım kilo bamya
- 5 adet domates
- 1 çay bardağı haşlanmış nohut
- 1 baş sarmısak
- 1 tatlı kaşığı biber salçası
- 2 yemek kaşığı zeytiyağı
- Yarım limonun suyu

Yapılışı: Soğanı az yağda çevirin. Domatesi içine koyun, biber salçasını ekleyin, domatesin suyuyla pişirin. Domatesler pişince bamyaları ve haşlanmış nohutları üzerine koyun, sarmısakları tane tane ekleyin. Üzerini örtecek kadar sıcak su koyun. Tuz ve karabiberini ekleyin.

Nohutlu kapuska

- Çeyrek baş lahana
- 1 adet kuru soğan
- 3 adet yeşil biber
- 5-6 diş sarmısak
- 3 adet domates
- 1 bardak haşlanmış nohut
- 2 yemek kaşığı zeytinyağı
- Az tuz, karabiber, pul biber

Yapılışı: Soğanı az yağda çevirin, yumuşayınca ince ince doğradığınız biberleri ekleyin, biberler yumuşayınca kabuklarını aldığınız ve küp küp doğradığınız domatesleri ekleyin. Domatesler sulanmaya başlayınca ezilmiş sarmısağı, ince ince doğradığınız lahanaları ve haşlanmış nohudu ekleyin. Yarım çay bardağı kadar da sıcak su ekleyip, suyunu çekene kadar pişirin. Aynı tarifi arzu ederseniz haşlanmış yeşil mercimekle de yapabilirsiniz.

Yumurtalı, nohutlu salata

- 2 adet haşlanmış, küçük küçük doğranmış yumurta
- 1 su bardağı haşlanmış nohut
- 5-6 yaprak ince kıyılmış ve limonla ezilmiş mor lahana
- Yarım demet ince kıyılmış maydanoz ve yeşil soğan
- Yarım limonun suyu
- 1 yemek kaşığı zeytinyağı

Yapılışı: Tüm malzemeyi karıştırıp taze taze servis yapın.

Kıymalı bamya

- 200 gram kıyma, yarım kilo bamya
- 5 adet domates
- 1 baş sarmısak
- 1 adet kuru soğan
- 1 tatlı kaşığı biber salçası
- Karabiber
- Yarım adet limonun suyu
- Tuz

Yapılışı: Kıyma ve soğanı birlikte kavurun. Suyunu çekince küp küp doğradığınız domatesleri koyun. Domatesler pişince bamyaları ve diş diş ayıkladığınız sarmısakları koyun. Üzerini örtecek kadar sıcak su ekleyin. Suyunu çekince limonunu ve karabiberini koyun. Arzu ederseniz aynı bamya tarifini kıyma yerine tavuk eti koyarak da yapabilirsiniz.

Sebzeli acuka

- 5 kilo kırmızı salçalık biber
- 2 kilo patlıcan
- 1 kilo havuç
- 2 kilo domates salçası
- 3 diş sarmısak
- Az tuz
- 2 bardak zeytinyağı

Yapılışı: Salçalık biberi ve patlıcanı közleyin, kabuklarını soyun, havuçları haşlayın. Hepsini blendırda çekin. Daha sonra domates salçası ile bu sebzeleri suyunu çekene kadar pişirin. Suyunu çekince zeytinyağını ve sarmısağını ekleyin. Yerken cevizle de süsleyebilirsiniz.

Bu acukayı ister et yemeklerinizin yanında sos olarak servis yapın, ister kahvaltıda 1 dilim ekmekle beraber 1 yemek kaşığı şeklinde tüketin. Değişik bir kahvaltı alternatifi olabilir.

Yağ yakan salata

- 2 demet roka
- Yarım demet ince doğranmış taze nane
- Yarım demet ince doğranmış maydanoz
- 2 adet ince doğranmış yeşil soğan
- 2 adet domates
- 1 adet haşlanmış ve küçük doğranmış kereviz
- 1 adet küçük doğranmış greyfurt

Salata sosu için

- 3 diş ezilmiş sarmısak
- 1 adet limonun suyu
- 1 yemek kaşığı zeytinyağı

Yapılışı: Tüm malzemeyi karıştırın, sosunu da ekleyerek servis yapın.

Dilpeynirli kabak omleti

- 4 adet yuvarlak doğranmış kabak
- 2 adet ince doğranmış salçalık kırmızı biber
- 1 çay bardağı rendelenmiş az yağlı dilpeyniri
- 3 adet yumurta
- Karabiber, pul biber, az tuz
- Maydanoz, dereotu
- 1 yemek kaşığı zeytinyağı

Yapılışı: Soğan ve kırmızı biberi az yağla yumuşatın. Üzerine kabağı ve sarmısakları koyun. Kabakların suyunu çektirin. Bu arada ayrı bir kapta yumurtayı rendelenmiş dilpeyniri ve baharatlarla iyice çırpın ve kabakların üzerine ekleyin. 5 dakika daha pişirin. Maydanoz ve dereotuyla süsleyerek servis yapın.

Bademli patlıcan salatası

(Akşam yemeği için hafif bir öneri!)

- ☺ 4 adet közlenmiş patlıcan
- ☺ 4 adet közlenmiş kırmızı biber
- ☺ 1 adet ince jülyen doğranmış mor soğan
- ☺ 15-20 adet parçalanmış çiğ badem
- ☺ Yarım demet maydanoz
- ☺ Yarım demet taze nane
- ☺ Yarım demet ayıklanmış semizotu yaprakları
- ☺ 1 yemek kaşığı zeytinyağı
- ☺ 1 adet limonun suyu

Yapılışı: Tüm malzemeyi cam kapta karıştırıp servis yapın. Afiyet olsun!

Tok tutan soğuk çorba

- ☺ 1 çay bardağı haşlanmış aşurelik buğday
- ☺ 100 gram haşlanmış ve didiklenmiş beyaz tavuk eti
- ☺ 1 kâse yoğurt
- ☺ Yarım demet ayıklanmış semizotu
- ☺ 1 demet ince doğranmış taze nane

Yapılışı: Tüm malzemeleri karıştırın, biraz su ekleyerek bir taşım kaynatıp servis yapın.

Tatlı tarifleri

Tatlı yaparken yağdan, undan, şekerden kaçın diyorum. Meyveleri kullanarak da çok güzel tatlılar yapabiliriz. Her ne kadar meyveler vitamin, mineral ve lif açısından çok zengin olsalar da içerdikleri şekeri de göz önünde tutmak gerekiyor. Meyve şekeri sofra şekerinin kardeşidir. Eğer porsiyon ayarlaması yapmazsanız meyve yiyerek de kilo alabilirsiniz. O zaman meyveler konusunda da geçerli olan sloganımızı hatırlatalım: "NE YERSEN YE İLAÇ GİBİ YE!" Nasıl ki ilaçları yeteri kadar ve düşük dozlarda almaya çalışıyoruz, her tür yiyeceği tüketirken de buna dikkat edelim.

"Tatlı krizim geldi" diyene
Kuru meyveli irmik tatlısı

- 1 litre süt
- 8 yemek kaşığı irmik
- 1 çay bardağı çekirdeksiz kuru üzüm
- 1 çay bardağı yabanmersini
- 1 tatlı kaşığı vanilya
- 1 tatlı kaşığı tarçın

Yapılışı: Sütle irmiği muhallebi kıvamına getirin. Ayrı bir tencerede az suda kuru meyveleri haşlayın, suyunu iyice sıkarak muhallebiye koyun ve hepsini karıştırın. Üzerini tarçınla süsleyin.

Ben özellikle tatlı yaparken şeker kullanmıyorum. Onun yerine kuru meyve öneriyorum. Kuru meyveler hem şeker ihtiyacını karşılar, hem de lif, vitamin ve mineral açısından çok zengindir. Amacımız hem zayıflarken doğru beslenmek, hem de mutfaklarımızda bir reform yaratmak.

"Tatlısız yapamıyorum" diyene

Muhallebili incir tatlısı

- 8 adet soyulmuş bütün incir
- 1 litre süt
- 8 yemek kaşığı tam buğday unu
- 1 çay bardağı bal
- Vanilya
- Üstünü süslemek için 8-10 adet kırılmış çiğ badem

Yapılışı: Sütü unla birlikte muhallebi kıvamına getirin, piştikten sonra içine vanilya ve bal ekleyip iyice karıştırın. Cam fırın kabına incirleri bütün olarak yan yana koyun, üzerine hazırladığınız muhallebiyi dökün. Bademle süsleyerek servis yapabilirsiniz.

Ben bu tarifi genelde misafirlerime yapıyorum, sunumu çok güzel oluyor, aynı zamanda çok da hafif bir tatlı. İncirin lif oranı çok yüksektir, oldukça da şekerli olduğu için tatlı ihtiyacına cevap verir. Bu tarifte sütle birleştirdiğim incir bağırsaklarınızı yumuşatacak ve sizi tok tutacak.

Kilo aldırmayan yalancı çikolatalı kek

- 4 adet yumurta
- 1 bardak süt
- 1 adet kırmızı elma rendesi
- 1 adet havuç rendesi
- 1 yemek kaşığı zeytinyağı
- 1 çay bardağı haşlanmış yabanmersini
- 1 paket hamur kabartma tozu
- 1 paket vanilya
- 1 tatlı kaşığı tarçın
- 1 çay bardağı pekmez
- Alabildiği kadar tam buğday unu

Çikolata sosu için

- 10 adet gün kurusu kayısı
- 10 adet haşlanmış, çekirdeği çıkarılmış kuru hurma
- 1 su bardağı süt
- 3 yemek kaşığı kakao
- 1 tatlı kaşığı tarçın

Yapılışı: Yumurtaları kırın ve iyice çırpın, üzerine sütü ekleyerek çırpmaya devam edin. Havuç rendesi, elma rendesi, pekmez, zeytinyağı ve haşlanıp blendırdan geçirilmiş yabanmersinini ekleyin. Üzerine alabildiği kadar unu, tarçını, vanilyayı ve kabartma tozunu ekleyerek fırına sürün.

Ayrı bir kapta, haşladığınız kayısı ve hurmayı çatalla iyice ezin, üzerine yavaşça sütü, kakaoyu ve tarçını koyarak blendırda kıvamlı hale gelene kadar karıştırın.

Kekiniz fırından çıktıktan sonra üzerine hazırladığınız sosu dökün.

En faydalı tatlı, aşure mi?

Aşure ayının gelmesiyle bütün evleri bir telaş alır. Bereket sembolü olarak bilinen aşure tatlısı bu ayda bolca yapılır ve komşulara dağıtılır. Aşureye ne kadar çok malzeme konursa o senenin o kadar bereketli geçeceğine inanılır.

Aşure yaparken ve dağıtırken birçok hanım çok bonkördür. Ancak birçok hanım da, kilo alırım korkusuyla tatlıları ve dolayısıyla da aşureyi yemek istemez. Tatlılar genelde besin değeri düşük, enerji değeri yüksek yiyecekler oldukları için sağlıklı beslenme ve zayıflama diyetlerinde tavsiye edilmez.

Genel olarak tatlılar un, şeker, yağ ve bazen süt içerir. Bu yiyeceklerin besleyicilik değeri çok yüksek değildir. Ancak kalori değerleri çok yüksektir. Dolayısıyla kişinin yağlanmasına ve direkt kilo almasına neden olur. Oysa aşure bir tatlı olmasına rağmen besin değeri açısından diğer tatlılardan farklılıklar gösterir. Aşurenin içine giren her madde ayrı ayrı çok kıymetlidir ve hiçbiri boş kalori değildir. O nedenle aşure bilinen en faydalı tatlıdır.

Aşurelik buğday B grubu vitaminler açısından çok zengindir. Kuru fasulye ve nohut gerek protein gerekse karbonhidrat açısından çok değerlidir. Aynı zamanda lif oranları yüksek olduğu için bağırsak hareketlerini artırır ve kabızlığı olanlara tavsiye edilirler. Aşureye en çok lezzet verenlerse, kuru ve yaş meyvelerdir. Meyvelerin vitamin değerleri çok yüksektir. Bağışıklık sistemini güçlendirirler. Aynı zamanda özellikle kuru meyveler kalsiyum gibi minerallerden zengindir. Aşurenin üzerine koyulan fındık, ceviz, badem gibi yağlı tohumlar omega-3 yağ asidinden çok zengindir. Omega-3 yağ asidi özellikle damar sağlığı ve hafıza açısından çok faydalıdır. Yapmış olduğunuz aşureyi şeker yerine bal veya pekmezle tatlandırırsanız, besleyicilik değeri açısından daha kaliteli bir tatlı yapmış olursunuz.

Her ne kadar aşure faydalı bir tatlı olsa da kalori değeri yüksektir. 1 kâse aşure ortalama 300-350 kalori civarındadır. Hem aşure yiyip hem de kilo almamak istiyorsanız aşureyi günde bir kâse ve ana öğün olarak yiyin. Örneğin öğlen veya akşam öğününü olarak aşure yiyebilirsiniz. Aşure yerken yanında içeceğiniz bir fincan sütlü kahve hem metabolizmanızı hızlandırır, hem de daha uzun süre tok tutar. Bir sonraki öğünde daha az acıkmanıza neden olur.

Dr. Ayça Kaya usulü aşure tarifi

- ☺ 1 su bardağı aşurelik buğday
- ☺ Yarım çay bardağı kuru fasulye ve nohut
- ☺ 7-8 adet kuru kayısı
- ☺ 6-7 adet sarı kayısı
- ☺ 4 adet kuru incir
- ☺ Yarım çay bardağı kuru üzüm
- ☺ 1,5 çay bardağı çam balı
- ☺ 6-7 adet karanfil
- ☺ 1 bardak süt
- ☺ 1 adet kırmızı elma

Üzerini süslemek için

- ☺ Yarım çay bardağı kırmızı nar
- ☺ Ceviz, fındık, badem, hindistancevizi, tarçın ve 1 yemek kaşığı kuşüzümü

Yapılışı: Bütün malzemeleri ayrı ayrı az suyla haşlayın, haşlama sularını dökmeden malzemeler yumuşayınca birbirine karıştırın ve biraz daha pişirin, piştikten sonra süt, bal ve elmayı ekleyin, bir taşım daha pişirin. Kâselere koyduktan sonra üzerini nar, ceviz, fındık, badem, hindistancevizi ve tarçınla süsleyerek servis yapın.

İrmikli, kayısılı ananas tatlısı

- ☺ 1 litre süt
- ☺ 8 yemek kaşığı irmik
- ☺ 4 dilim küçük doğranmış ananas
- ☺ 2 yemek kaşığı bal
- ☺ 10 adet minik minik doğranmış sarı kuru kayısı
- ☺ Üzeri için 1 çay bardağı dolusu nar tanesi

Yapılışı: Sütü irmik ve ince doğranmış kuru kayısıyı birlikte pişirin. Koyulaşmaya başlayınca içine ananasları koyun. Muhallebi kıvamına gelince altını kapatın ve bal ekleyerek kâselere koyun. Üzerini narla süsleyerek servis yapabilirsiniz.

Fırında çikolatalı meyve tatlısı

- 1 adet kırmızı elma
- 1 adet kabuğu alınmış ayva
- 1 adet armut
- Yarım fincan su
- 1 tatlı kaşığı tam buğday unu
- 4-5 diş karanfil
- 1 yemek kaşığı kakao
- 1 tatlı kaşığı tarçın
- 1 adet fırın poşeti
- Kırılmış badem

Yapılışı: Fırın poşetini unlayın, küp küp doğradığınız meyveleri kakao, karanfil ve tarçınla karıştırarak poşetin içine koyun. Poşette birkaç delik açın. 180 derecede 20 dakika pişirin. Servis yaparken bademle süsleyin.

Pekmezli, elmalı kek

- 3 adet yumurta
- Yarım su bardağı pekmez
- 5-6 adet haşlanmış kuru kayısı
- 2 adet kırmızı elma rendesi
- 1 bardak light süt
- 1 yemek kaşığı zeytinyağı
- 1 tatlı kaşığı tarçın
- 5-6 adet ceviz
- 1 paket kabartma tozu
- Boza kıvamına gelmesine yetecek kadar tam buğday unu
- Vanilya

Yapılışı: Yumurtaları önce iyice çırpın. İçine pekmezi ve sütü ilave edin. İyice bir daha çırpın. Sonra haşlanmış kuru kayısıları, elma rendesini, cevizi, tarçını ve yağı ilave edin, tekrar karıştırın. Daha sonra tam buğday ununu ve kabartma tozunu ekleyin. Kek kalıbının dibine az zeytinyağı ve un atın. Kekinizi kalıbın içine koyun, pişirin.

Çocuklarımızın çok sevdiği keki geleneksel yöntemlerle pişirdiğimizde tam bir yağ, un ve şeker bombası haline dönüşüyor. Ben bu tarifimde keki daha sağlıklı ve daha düşük kalorili hale getirmek için bazı eklemeler, bazı çıkarmalar yaptım. Şöyle ki; kekin içinde şeker yerine pekmez ve meyve kullandım. Böylelikle kekin lif değerini çok yükselttim, bağırsak dostu yaptım. Yağını çok azaltarak, yağa bağlı kaloriyi yüzde 50 düşürdüm. Beyaz un yerine kullandığım tam buğday unu tam bir B grubu vitamin deposu oldu ve kekimin lif değerine ayrıca katkıda bulundu. Bu küçük değişiklerle birlikte bu kek tam bir sağlık deposu oldu.

Vitamin deposu meyve tatlısı

- ☺ 2 adet muz
- ☺ 2 dilim ananas
- ☺ 2 adet mandalina
- ☺ 1 adet küçük armut
- ☺ 5 adet kırılmış ceviz
- ☺ Silikon kalıplar

Jölesi için

- ☺ 1 su bardağı su
- ☺ 1 tatlı kaşığı mısır nişastası
- ☺ 1 yemek kaşığı bal

Yapılışı: Meyvelerin kabuğunu soyun, küçük küçük doğrayın. Üstleri boş kalacak şekilde silikon kalıplara koyun.

Küçük bir tencerede mısır nişastasını suyla seyreltin, üzerine kalan suyu dökün, koyulaşınca bal ekleyin. Hazırladığınız jöleyi silikon kaptaki meyve salatasının üzerine dökün. Buzdolabına koyun. Servis yaparken kalıpları ters çevirin. Pasta tabaklarına koyun. Arzunuza göre üzerini taze narla süsleyebilirsiniz.

Hurmalı, çikolatalı pişmeyen puding

- ☺ 2 adet trabzonhurması
- ☺ 3 adet muz
- ☺ 2 yemek kaşığı kakao
- ☺ 1 yemek kaşığı bal
- ☺ 1 tatlı kaşığı tarçın
- ☺ 2 yemek kaşığı süt
- ☺ 4-5 adet ceviz

Yapılışı: İyice olgunlaşmış yumuşak trabzonhurmalarının kabuklarını soyun. Kakao, bal, tarçın, muz ve sütle blendıra koyun ve iyice çekin. Dondurma kuplarına koyarak üzerini cevizle süsleyin.

Elma ve ayvanın muhteşem birlikteliği

- 1 adet elma
- 1 adet ayva
- Yarım ceviz büyüklüğünde taze zencefil rendesi
- 3-4 diş karanfil
- 1 tatlı kaşığı tarçın
- 1 yemek kaşığı yulaf ezmesi
- Yarım çay bardağı süt
- 1 yemek kaşığı bal
- Az ceviz

Yapılışı: Elma ve ayvanın kabuklarını soyup, iri parçalar halinde doğrayın. Karanfil ve zencefille az suda yumuşatın. Suyunu çekince, çatalla iyice ezin, balı ve sütü ekleyin. Tarçını ve yulaf ezmesini de ilave edin, iyice karıştırın. Küçük kâselere koyun, üzerini az cevizle süsleyin.

Kolay kuru meyve kurabiyesi

- 1 su bardağı kuru kayısı
- 1 su bardağı kuru incir
- 1 su bardağı hindistancevizi
- 1 su bardağı çekirdekleri çıkarılmış kuru hurma
- 2 adet yumurta akı

Yapılışı: Kuru meyveleri küçük küçük doğrayın, hindistancevizi ve yumurta akı ile karıştırın. Kurabiye şeklinde küçük küçük parçalar koparın. Üzerine çatalla şekil verin. Yağlı kâğıt koyduğunuz fırın tepsisinde yaklaşık 15 dakika pişirin.

Çikolatalı kabak

- 1 kilo kabak
- 2 yemek kaşığı bal
- 1 yemek kaşığı yulaf ezmesi
- 1 tatlı kaşığı öğütülmüş ketentohumu
- 4 yemek kaşığı kakao

Yapılışı: Kabağı az suda haşlayın, suyu iyice süzün. 1 yemek kaşığı bal, kakao ve ketentohumu ekleyerek blendırda iyice ezin. İçine 1 yemek kaşığı yulaf ezmesi ekleyin, iyice karıştırın. Küçük kâselerde servis yapın.

Tam bir lif kaynağı olan bu tarif kabızlık problemi yaşıyorsanız çok iyi bir çözüm olur. Tatlı ihtiyacınızı karşılar ve sizi uzun süre tok tutar.

Elma-armut tatlısı

- ☺ 2 adet kırmızı elma
- ☺ 2 adet armut
- ☺ Yarım çay bardağı yulaf unu
- ☺ 3 yemek kaşığı pekmez
- ☺ 4-5 adet ufalanmış ceviz
- ☺ 1 çay bardağı nar tanesi

Yapılışı: Elma ve armutları yıkayın. Kabuklarını soyup, içinin çekirdeklerini çıkararak temizleyin. Bir tencereye koyarak az su ilave edin, yumuşayana dek pişirin. Yumuşayınca tahta bir kaşıkla ezin, pişirirken içine yulaf unu ilave edin. Koyulaşınca ocaktan indirin. Pekmezi ilave edin. Üzerini ceviz ve narla süsleyin.

Bisküvili kabak tatlısı

- ☺ 2 paket limonlu diyet bisküvi
- ☺ 2 çay bardağı süt
- ☺ 1 kilo balkabağı
- ☺ 2 yemek kaşığı bal
- ☺ 1 tatlı kaşığı tarçın
- ☺ 2 tatlı kaşığı hindistancevizi
- ☺ 1 avuç dövülmüş çiğ badem

Yapılışı: Diyet bisküvileri ufalayın, süt ve bademle karıştırarak yumuşatın. Servis tabağının altına bu karışımı yayın. Balkabağını buharda yumuşatın. Pişince bal ve 1 çay bardağı sütle iyice ezin. Kabak püresini bisküvilerin üzerine yayın. Tarçın ve hindistancevizi ile süsleyin.

Kilo aldırmayan pilav

- ☺ 200 gram yağsız et
- ☺ 1 adet kuru soğan
- ☺ 4-5 adet yeşil biber
- ☺ 1 adet kırmızı biber
- ☺ 2 adet domates
- ☺ 1 bardak bulgur
- ☺ 1 tatlı kaşığı biber salçası
- ☺ Karabiber, pul biber, tuz

Yapılışı: Eti küçük küçük, çöp şiş eti gibi doğrayın ve sıcak suda yumuşayana kadar pişirin. Et piştikten sonra kuru soğan ve yeşil biberi içine atıp sote yapın. Soğanlar pişince domatesini ve biber salçasını ekleyin, piştikten sonra 1 bardak bulgur ve tuzunu koyun, üstüne 2 bardak sıcak su ekleyin. Pişince üzerine 1 tatlı kaşığı tereyağı koyun. Baharatlarını katarak servis yapabilirsiniz.

Pilav yediğiniz halde kilo almak istemiyorsanız, küçük bir pasta tabağına dört beş yemek kaşığı kadar koyacaksınız. Yanında bol yeşillik salatası ve bir bardak ayran tüketeceksiniz. Çok sağlıklı tüm besin gruplarını içeren bu pilav sizi uzun süre de tok tutar.

Pazılı kuru baklagil çorbası

Tam bir lif deposu

- ☺ 250 gram yağsız çok küçük doğranmış kuşbaşı et
- ☺ Yarım su bardağı nohut
- ☺ Yarım su bardağı kuru fasulye
- ☺ Yarım su bardağı aşurelik buğday
- ☺ 1 adet büyük kuru soğan
- ☺ Yarım demet ince doğranmış pazı
- ☺ 1 yemek kaşığı karışık domates ve biber salçası

Yapılışı: Kuru fasulye ve nohudu akşamdan ıslatın. Sabah suyunu dökün. Düdüklü tencerede eti soğanla birlikte yumuşatın, salçasını ilave edin, üzerine 6 bardak kadar su koyun, ıslattığınız kuru fasulye, nohut ve aşurelik buğdayı ekleyin, tuzunu koyun, düdüklüde 25 dakika pişirin. Piştikten sonra üzerine ince ince doğradığınız pazıları ve karabiberi ekleyerek bir taşım daha kaynatın.

Bu çorba zayıflamaya çalışırken özellikle çok açlık çekiyorsanız size yardımcı olur. Yanına bol limonlu yeşil salata ile birlikte yedi sekiz yemek kaşığını bir öğün olarak yiyebilirsiniz. Bu şekilde yediğinizde çorbanın içindeki demir ve mineral emilimi maksimum olur. Kansızlık çekenler, saç dökülmesi, tırnak kırılması yaşayanlar, kabızlığı olanlar haftada iki kez yediklerinde çok faydasını görürler.

Yağ yakan greyfurtlu pancar ezmesi

- ☺ 1 adet pancar
- ☺ 1 adet greyfurt
- ☺ 1 adet kivi
- ☺ 1 adet havuç
- ☺ Yarım demet maydanoz
- ☺ Yarım demet nane
- ☺ 1 tatlı kaşığı kekik
- ☺ 1 tatlı kaşığı zeytinyağı

Yapılışı: Tüm malzemeyi katı sebze sıkacağından geçirin. Üzerine kekik ve zeytinyağı ekleyin. Bu karışımdan her gün 1 çay bardağı kadar içerseniz hem yağ yakımınız kolaylaşır, hem tüm vitaminlerden vücudunuza almış olursunuz. Kolesterol savaşçısı sebzeler vücudunuza girerken kan yağlarınız da düşer.

Pancar patates cipsi

Sağlıklı bir abur cubur ister misiniz? Hem gözünüze çok güzel gelecek hem de tadını çok beğeneceksiniz.

- ☺ 4 adet pancar
- ☺ 2 adet patates
- ☺ 1 yemek kaşığı zeytinyağı
- ☺ Kekik, pul biber, karabiber, tuz

Yapılışı: Patates ve pancarları ince ince doğrayın. Yağlı fırın kâğıdına serin, baharat ve az zeytinyağı ile harmanlayın ve fırında pişirerek çıtır hale getirin.

Yumurtalı tost

- 4 dilim kepekli ekmek
- 1 adet yumurta
- 2 dilim az yağlı dilpeyniri
- 2 halka domates
- Roka, maydanoz
- Karabiber, pul biber

Yapılışı: Yumurtayı karabiber, az tuz ve pul biberle çırpın. Ekmek dilimlerini yumurtaya bulayın. Tost makinesinin içine yağlı kâğıt serin. Yumurtalı birer dilim ekmeği alta koyun. Üzerlerine birer dilim dilpeyniri, domates, roka ve maydanozu üst üste koyun. En üste birer dilim kepekli tost ekmeği koyun. Yağlı kâğıdı tostun üzerini kapatacak şekilde paketleyin. Tost makinesinin kapağını kapatarak tostunuzu pişirin. Sıcak servis yapın.

Yumurtayı bir de böyle pişirin

- 4 adet haşlanmış yumurta
- 1 dilim az yağlı beyazpeynir
- 3-4 dal nane
- Pul biber
- Karabiber
- Kimyon
- Birkaç parça ezilmiş ceviz

Yapılışı: Yumurtaları ortadan ikiye bölün. Yumurta sarılarını çıkarın. Ayrı bir kapta yumurta sarılarını beyazpeynir, ince doğradığınız taze nane, karabiber, pul biber ve kimyonla ezerek karıştırın. Tatlı kaşığı yardımıyla hazırladığınız içi yumurta beyazlarının içine doldurun. Cevizle süsleyerek servis yapın.

Metabolizma çalıştıran kefir

- 1 bardak kefir
- 1 adet kivi
- 1 adet portakal
- 5 adet çiğ tuzsuz badem

Yapılışı: Kivi ve portakalı rondoda iyice çekin. Bademi ayrıca küçük parçalara ayırın ve rondodaki meyvelerle bir daha karıştırın. Üzerine kefiri ekleyerek servis yapın.

Kefir de yoğurt gibi bir mucizedir. İçerdiği iyi bakteriler hem bağışıklığımızı güçlendirir, hem bağırsaklarımızı çalıştırır, hem de zayıflamaya çalışırken kendimizi çok tok hissettirir. Bu tarife arzu ederseniz 2 yemek kaşığı yulaf ezmesi de ekleyerek alternatif kahvaltı olarak da kullanabilirsiniz.

Şişmanlatmayan şekersiz kek

Bazı tariflerimde şişmanlatmayan ibaresi göreceksiniz, aman şaşırmayın! Çünkü biliyorsunuz ki, su hariç dünyadaki bütün yiyeceklerin bir enerji değeri vardır. O nedenle tariflerde her ne kadar şişmanlatmayan ibaresi görseniz de bu size sınırsız yeme özgürlüğü kazandırmaz. Her ne yerseniz yiyin küçük porsiyonlar halinde yemeye özen gösterin.

- 4 adet oda sıcaklığında yumurta
- 1 bardak süt
- 10 adet gün kurusu kayısı
- 10 adet kuru hurma
- 1 yemek kaşığı zeytinyağı
- 1 paket kabartma tozu
- 1 tatlı kaşığı vanilya
- 1 tatlı kaşığı tarçın
- 1 çay bardağı üzüm pekmezi
- 4-5 diş karanfil
- Aldığı kadar tam buğday unu

Yapılışı: Kuru meyveleri karanfille birlikte haşlayın, suyunu sıkın, hurmaların çekirdeğini çıkarın, kabuklarını soyun. Çatalla ezin. Ayrı bir kapta yumurtayı iyice çırpın, üzerine yavaş yavaş sütü ekleyin. Yumurta ile süt iyice çırpılınca pekmezi ve yağı ilave edin. İyice çırpın.

Üzerine çatalla ezdiğiniz kuru meyveleri, vanilya ve tarçını koyup yeniden karıştırın. Aldığı kadar tam buğday ununu ekleyin, 180 derecede 40 dakika pişirin.

Zeytinyağlı yaprak sarmasını

bir de Ayça Kaya usulü deneyin

Biz hanımlar zeytinyağlı yaprak sarmasını çok severiz. Bir de içine bol pirinç, bol yağ, dolmalık fıstık, kuşüzümü, şeker koyunca tam bir kalori bombasına dönüştürürüz güzelim sarmaları. Bol bol yeriz, sonra da gelsin pişmanlıklar, vicdan azapları. Ben bu tarifi değiştirdim ve bol sebzeyle yaptım. Benim tarifimi daha çok beğeneceğinizi umut ediyorum. Çünkü daha sağlıklı ve daha düşük kalorili.

- ☺ Yarım kilo asma yaprağı
- ☺ 5 adet domates
- ☺ 7-8 adet yeşil biber
- ☺ 2 adet kuru soğan
- ☺ 1 demet maydanoz
- ☺ 1 demet nane
- ☺ Yarım demet dereotu
- ☺ 1 çay bardağı pirinç
- ☺ Yarım yemek kaşığı biber salçası
- ☺ 2 yemek kaşığı zeytinyağı
- ☺ Az tuz
- ☺ Karabiber

Yapılışı: Asma yapraklarını kaynar suya batırıp çıkarın. İnce doğradığınız tüm malzemeyi çiğden pirinç, salça ve baharatlarla karıştırın. Sonra asma yapraklarına tek tek kalem gibi sarın. Tencereye yerleştirin, üzerine 1 su bardağı su koyun, kısık ateşte pişirin.

Metabolizma dostu yumurtalı yeşil fasulye

Yeşil fasulye yazın en güzel sebzelerinden biridir. Ancak sofralarımızda genellikle zeytinyağlı olarak yer bulur ve yardımcı yemek olarak kullanılır.

Ben bu tarifte fasulyenin besin değerini kaliteli protein kaynağı olan yumurta ve yeşil mercimekle zenginleştirdim. Tek bir ana yemek olarak güvenle yiyebilirsiniz. Hem gözlerinize hem midenize hem de metabolizmanıza şenlik yaşatacak tarifimiz işte burada.

- ☺ Yarım kilo yeşil fasulye
- ☺ 3 adet közlenmiş kırmızı biber
- ☺ 1 adet kuru soğan
- ☺ 1 bardak haşlanmış yeşil mercimek

- 4 adet yumurta
- 2 yemek kaşığı zeytinyağı
- Az tuz
- Karabiber
- Pul biber

Yapılışı: Yeşil fasulyeyi temizleyin, üçe kırarak kaynayan tuzlu suda 14 dakika haşlayın. Fasulyeler yumuşayınca delikli kepçe ile çıkarın, suyunu iyice süzün.

Çelik tencerede az yağda soğanı pembeleştirin, fasulyelerle birlikte çevirin. Daha sonra közlenmiş, şerit şerit doğranmış kırmızı biber ve yeşil mercimeği üzerine koyun. Beş dakika kadar soteleyin. Karabiber, pul biber ve tuzunu ekleyin. Ayrı bir kapta çırptığınız yumurtaları yaptığınız karışımın üzerine dökün. Tencerenin kapağını kapatıp yaklaşık 6-7 dakika daha pişirin.

Yoğurtlu yeşil fasulye

- Yarım kilo yeşil fasulye
- 1 adet kuru soğan
- Sarmısaklı yoğurt

Yapılışı: Fasulyeleri dikine ikiye ayırın ve ortadan bölün. Az tuzlu suda haşlayın (buharda haşlama da olabilir). Suyunu iyice süzün. Soğanı az yağda soteleyin. Üzerine haşlanmış fasulyeyi koyun ve rengi değişene kadar çevirin. Sonra servis tabağına alın, üzerine sarmısaklı yoğurt dökün.

Tok tutan pazılı tavuk köftesi

Köfte için

- Yarım kilo derisiz tavuk kıyması
- 1 adet kuru soğan rendesi
- 1 adet yumurta
- Karabiber, pul biber
- 1 yemek kaşığı yulaf kepeği

Sosu için

- Yarım kilo pazı
- 1 adet kuru soğan
- 2 yemek kaşığı zeytinyağı
- 3-4 diş sarmısak
- 2 bardak yoğurt
- 2 tatlı kaşığı kuru nane

Yapılışı: Tavuk kıymasını, soğan rendesi, yumurta, karabiber, pul biber, az tuz ve yulaf kepeği ile karıştırıp köfte yapın. Yağlı kâğıtta fırına sürün, üzeri kızarınca indirin. Ayrı bir tencerede ince kıyılmış soğanı az yağda kavurun. Soğan pembeleşince üzerine kıydığınız pazıları ekleyin, biraz pul biber serpin. Servis tabağının altına pazıyı yerleştirin, üzerine pişirdiğiniz tavukları koyun. Sarmısaklı yoğurtla süsleyip en üste kuru naneleri serpin.

Bu kokoreç kolesterolü düşürüyor

- ☺ 250 gram çok küçük doğranmış somon
- ☺ 1 adet kuru soğan
- ☺ 5-6 diş ince doğranmış sarmısak
- ☺ 3-4 adet yeşil biber
- ☺ 1 adet domates
- ☺ Kekik
- ☺ Pul biber
- ☺ Karabiber
- ☺ Az tuz

Yapılışı: Somonu soğanla birlikte büyük vog tavada iyice kavurun, üzerine sarmısak ve çok ince kıyılmış yeşil biberi ilave edin. Biberler yumuşayınca çok ince kıyılmış domatesi ekleyin. Bol karabiber, kekik ve pul biber serperek servis yapın.

Sakatatların kolesterol oranı çok yüksektir. Bir de bunlar çok yağla kavrularak kokoreç haline getirilince tam bir bombaya dönüşüyor. Kalp-damar hastaları, kolesterol hastaları çok sevse de bu yiyeceklerden hep uzak durmaya çalışırlar. İşte kolesterol düşürecek bu tarifte, kolesterol bombası sakatat yerine tam bir omega-3 kaynağı somonu kullandım. Dolayısıyla bu kokoreç kan yağlarını yükseltmiyor, aksine düşürüyor!

Yoğurtlu tonbalığından korkmayın

- ☺ 1 adet haşlanmış patates
- ☺ 1 adet haşlanmış havuç
- ☺ 2 adet közlenmiş kırmızı biber
- ☺ 5-6 adet kornişon turşusu
- ☺ Yarım demet roka
- ☺ 1 poşet yağı süzülmüş tonbalığı
- ☺ 1 bardak sarmısaklı yoğurt

Yapılışı: Patatesleri, kornişon turşusunu ve havucu küp küp doğrayın, rokayı ve kırmızı biberi ince ince kıyın, tonbalığı ile tüm malzemeyi harmanlayın. Üzerine sarmısaklı yoğurt dökerek servis yapabilirsiniz.

Salatalar zayıflama sürecinde baş tacı yiyeceklerdir. Ama çoğumuz salataları hep yardımcı yemek olarak kullanırız ve salata deyince de hep marul salatasını düşünürüz. Bir öğünde ana yemeğin hepsini yerken çoğu zaman salatayı üç beş çatal didikler ve bırakırız. Halbuki salatalar sadece zayıflamak için değil sağlıklı yaşam ve sağlıklı vücut için vazgeçilmez yiyeceklerdir. Soframızda başrol oynaması gereken gıdalardır. Çünkü bir kere sebzeleri, meyveleri çok fazla işlemden geçirmeden (bazen sadece haşlayarak veya közleyerek), doğal halleri ile tüketebileceğimiz yegâne yemeklerdir. O nedenle artık salatalar ana yemekler olarak da soframızda yer bulmalıdır.

Yoğurtlu tonbalıklı salatanın içine haşlanmış patates koyarak karbonhidrat gereksinimimizi de karşılamış oluruz. Ayrıca tonbalığı ve yoğurt kombinasyonunu birlikte kullanarak hem protein açısından bu yemeği kuvvetlendirdim, hem de yoğurt-balık ikilisi yenmez efsanesine bir son vermek istedim. Balığın vazgeçilmezi, tam bir C vitamini deposu olan rokayı ve iyi bir likopen kaynağı olan közlenmiş kırmızı biberi ekleyerek besin değerini artırdım. Kornişon turşusu ile lezzet verdiğim işte bu salatayı tek öğünde tek yemek olarak gönül rahatlığıyla kullanabilirsiniz. Hem tok tutar, hem yağ yakar!

Yağ yakan keçi peynirli yeşil fasulye salatası

- Yarım kilo haşlanmış yeşil fasulye
- 2 adet haşlanmış havuç
- Yarım demet kuzukulağı
- 1 bardak ayıklanmış nar
- 1 adet ince doğranmış greyfurt
- Yarım çay bardağı greyfurt suyu
- Yarım çay bardağı portakal suyu
- 2 diş dövülmüş sarmısak
- 1 yemek kaşığı zeytinyağı
- Az tuz
- 200 gram keçi peyniri

Yapılışı: Haşladığınız yeşil fasulyeleri ince ince doğrayın, haşlanmış havuçları ince yuvarlak dilimler halinde kesin, yarım demet kuzukulağını da ince doğrayıp hepsini karıştırın. Ayrı bir kapta greyfurt suyunu, portakal suyunu, yağı ve sarmısakları karıştırıp sos haline getirin ve sebzelerinizi bu sosla iyice karıştırın. Servis kabına alın; üzerini nar, küçük küçük doğranmış greyfurt ve keçi peyniri ile süsleyerek servis yapın.

Yağ yakan karışık bitki çayı

- Çeyrek demet maydanoz
- 1 tatlı kaşığı biberiye
- 1 tatlı kaşığı kekik
- 1 tatlı kaşığı yeşil çay
- Üzerine 1 adet greyfurtun suyu

Yapılışı: Maydanoz, biberiye, kekik ve yeşil çayın üzerine 2 fincan kaynar su koyun, yaklaşık 10 dakika bekleyin, üzerine greyfurt suyu ekleyin. Bu karışımı hafif ılık içebileceğiniz gibi yazın içine buz atarak da tüketebilirsiniz.

Maydanozun ödem atıcı etkisi, biberiye, kekik, yeşil çay ve greyfurtla birleşince incecik bir vücuda kavuşmak hayal olmuyor. Ancak tansiyon hastaları, kolesterol ve depresyon ilacı kullananlar, grip için ilaç içenler, içeriğindeki greyfurt nedeniyle bu çayı içmesinler. Çünkü greyfurtun ilaçların vücuttan atılımını önleyici etkisi vardır. Bazı durumlarda ilaç zehirlenmesi etkisine neden olabilir.

Meyveli, yağ yakan yeşil çay

- 2 yemek kaşığı yeşil çay
- 1 adet greyfurt
- 1 adet yeşil elma
- Yarım adet limonun suyu
- 1 tatlı kaşığı bal

Yapılışı: 2 fincan kaynar su ile yeşil çayı 10 dakika kadar demleyin. Katı meyve sıkacağında yeşil elma ve greyfurtun suyunu çıkarın. Demlediğiniz yeşil çayla karıştırın. Arzuya göre balla soğuk veya ılık olarak servis yapabilirsiniz.

2. bölüm

Kilo ile gelen şikâyetler ve zayıflamanıza yardımcı olacak pratik çözümler

Zayıflarken doğru bildiğimiz yanlışlar

Makarna, pilav, ekmek gibi karbonhidratlar diyetten tamamen çıkarılmalıdır: Yanlış.

İnsan vücudu ana enerji kaynağı olarak karbonhidratları kullanır. Zayıflayayım diyerek ekmeği, pilavı kesmek ve bu besinleri hiç tüketmemek vücuda doğru enerjiyi vermemek anlamına gelir. Bu durumda vücutta enerji elde edebilmek için kas ve karaciğerdeki glikojen depoları kullanılır, yani sudan kilo verirsiniz, şişmanlığınızın nedeni olan yağ dokusu olduğu gibi yerinde kalır. Normal beslenmeye geçtiğinizde iki kat daha fazla kilo alırsınız.

Protein ağırlıklı yemek çok sağlıklı kilo kaybı sağlar: Yanlış.

Protein ağırlıklı beslenmede, vücut proteinleri sindirmek için çok fazla enerji harcar ve zayıflama olabilir. Ancak proteinlerle birlikte çok fazla yağ da vücuda gireceği için, kan yağlarında yükselme ve koroner kalp hastalıkları ortaya çıkabilir, gut hastalığı gelişebilir. Ayrıca, proteinler vücuttan atılmak için kemikten kalsiyum çeker ve bu da kemik erimesine neden olur. Bu durumda zayıflasanız bile geri kalan hayatınızı hasta bir insan olarak geçirebilirsiniz.

Meyve yemekten iki saat sonra yenir, yoksa bütün yenilenler yağa dönüşür: Yanlış.

Eğer doymuyorsanız ikinci tabak yemek yerine, bir adet meyve yemek daha az enerji alımına ve daha az yemeye neden olur. Tatlı isteğinizi engeller. Mesela doymadığınızda ikinci tabak yemek yerseniz 250-300 kalori gibi bir enerji alırsınız vücudunuza. Ama yemek yerine bir meyve yediğinizde 70 kalori alırsınız. Aynı şekilde yemekten sonra canınız tatlı istediğinde ve örneğin bir sütlü tatlı yerseniz yine ortalama 250 kalori gibi bir enerji alımınız olur. Ama onun yerine meyve yerseniz 180-200 kalori kâr edersiniz. O nedenle doymuyorsanız, ikinci tabak yemek yerine, tatlı yerine bir adet meyve yemek daha iyi bir seçimdir.

Maydanoz suyu zayıflatır: Yanlış.
Maydanozun idrar söktürücü etkisi vardır. İdrar kaybı nedeniyle insan kendini hafiflemiş hisseder, yoksa kilo kaybına ve yağ dokusu azalmasına hiçbir faydası yoktur.

Sauna gibi sıcak ortamlarda terlemek zayıflatır: Yanlış.
Sauna gibi sıcak ortamlarda terleyerek kaybedilen yağ değil sudur. Bu gibi sıcak ortamlar, organizmanın toksinlerden arınmasını, kasların gevşemesini, kırgınlığın atılmasını sağlar ancak zayıflatmaz. Kilo kaybetme açısından bakacak olursak, soğuk sıcaktan daha etkilidir.

Sabahları aç karnına limonlu su içmek zayıflatır: Yanlış.
Limonun bağırsakları çalıştırıcı özelliği vardır, ancak soğuk ya da ılık suyun veya limonlu suyun zayıflatıcı hiçbir etkisi yoktur.

Kan şekerim düştü, tatlı yemeliyim: Yanlış.
Kan şekeriniz düşüp, eliniz ayağınız titriyorsa, asla tatlı yemeyin, peynir ekmek daha iyi bir seçimdir. Tatlı yiyebilecekler sadece ensülin kullanan şeker hastalarıdır.

Fazla kilolardan kalıcı olarak kurtulmak imkânsızdır: Yanlış.
Fazla kilolarınızdan kalıcı olarak kurtulmak çok kolay olmasa da imkânsız değildir.

Şişmanlık benim kaderim: Yanlış.
Kalıcı olarak fazla kilolardan kurtulmak mümkün. Öncelikle yapılması gereken, şişmanlıkla birlikte görülen hastalıkların tedavisi ve bununla birlikte kişiye ömür boyu sürecek yeni bir davranış modelinin öğretilmesidir.

Fazla kilo kozmetik bir problemdir: Yanlış.
Fazla kilo ve şişmanlık muhakkak tedavi edilmesi gereken ciddi bir hastalıktır.

Fazla kilonun nedeni yerken aşırıya kaçmaktır: Yanlış.
Fazla kilolu olmak çoğu insanın düşündüğünün aksine sadece aşırı yeme ile açıklanamayacak kadar kompleks bir hastalıktır. Genetik yatkınlıkla beraber birçok metabolik hastalık bu rahatsızlığın ortaya çıkmasına neden olur. Düzensiz yaşam tarzı mevcut durumu daha da alevlendirir.

Kısa vadede hızla fazla kilolardan kurtulmak mümkündür:
Yanlış. Bir an önce zayıflamak isteyen insanlar bazen sağlıklarını bozma pahasına akla hayale sığmayacak yöntemleri deneyerek, kısa vadede kilolarını vermek isterler. Doktor tavsiyesi olmadan kullanılan, tıbbi olmayan zayıflama takviyeleri veya çok düşük kalorili diyetler ile zayıflasalar bile olağan yaşam biçimlerinde eski kilolarına ve belki daha fazlasına yeniden kavuşurlar. Doğrusu, bu konuya daha ciddi eğilmektir. Fazla kilodan mustaripseniz, her şeyden önce şişmanlığa neden olan gizli metabolik hastalıklarınızın araştırılması gerekir. Bununla beraber metabolizma hızınızın ölçülmesi lazımdır.

Az beslenmeyle kilo probleminden kurtulabiliriz: Yanlış.
Şişmanlığa neden olacak gizli bir metabolik hastalık varsa, istediğiniz kadar az yemek yiyin, kalıcı kilo veremezsiniz. Hayat boyu sürecek bir beslenme sistemini benimseniz gerekir. Ancak bu beslenme sistemi içinde bazı akıllı besinleri bilerek seçmek şişmanlık dediğimiz hastalıkla baş etmede altın standartlardan biridir.

Güne dengeli ve zengin bir kahvaltı ile başlayın: Yanlış.
Evet, güne kahvaltı ile başlayın ancak kendinizi aç hissetmiyorsanız bir meyveli yoğurt da kahvaltıdır, unutmayın.

Saate göre düzenli ve sık yemek yiyin: Yanlış.
Yemeği saatle değil, vücudunuzdan gelen sinyallere göre yiyin. Acıkmak tıpkı uykumuzun gelmesi, tuvalet ihtiyacımızın gelmesi gibi fizyolojik bir ihtiyaçtır. Nasıl ki saatle tuvalete gitmiyorsak veya saatle uykuya gitmiyorsak, saatim geldi diye aç olmadan yemek de doğru değildir. Acıkıyorsanız mutlaka bir şeyler yiyin. İlla donanımlı bir öğün olmasına gerek yok. Bir bardak ayran, bir adet meyve, bir avuç leblebi, yarım paket diyet bisküvi bile olabilir. Kendinize acıkmaya karşı her zaman acil bir çıkış yolu bulun.

Bir şey yiyeli bir saat bile olmadan acıkıyorum: Yanlış.
Her acıkma açlık acıkması değildir. Bu susama duygusu da olabilir. Böyle durumlarda öncelikle büyük bir bardak su için bekleyin, hâlâ açlık hissediyorsanız o zaman yemek alternatiflerini düşünebilirsiniz.

Yemeğe çorba ile başlarsanız daha az yiyebilirsiniz: Yanlış.
Yemeğe çorba ile değil salata, yoğurt ve su ile başlayın. Bir lokma salata, bir lokma yoğurt, bir yudum su için. Salata ve yoğurt bittikten sonra çorbanızı için. Çorbanız bittikten sonra ana yemeğe geçin. Ana yemeğiniz bittikten sonra kendinizi doymamış hissediyorsanız, bir bardak su için ve hâlâ doymamışsanız bir adet meyve yiyin. Bu sistemle yemek hem daha yavaş yemenize neden olur, hem de sizi daha uzun süre tok tutar.

Yemek bir öfke terapisidir: Yanlış.
Öfkelendiğinizde acısını buzdolabından çıkarmayın. Hemen kendinizi dışarı atın ve kendinize küçük bir şey satın alın. Bu kendinizi daha değerli hissetmenizi sağlar ve daha mutlu olur-

sunuz. Evden çıkmak istemiyorum, illa bir şey yemem gerekiyor diyorsanız, bir kâse kuru vişne öfke dindirmeye birebirdir. Hem yemesi zor bir besindir, hem de çekirdekleri ile çöp kovasına doğru basket oynayabilirsiniz.

Kilo vermeye yardımcı bitkisel ürünler güvenlidir: Yanlış.
Her bitkisel ürün yararlı değildir. Vücudunuzun hangi takviyeye ihtiyacı olduğunu bilmeden alınan ürünlerin ve Sağlık Bakanlığı'nın denetiminden geçmeyen ürünlerin vücudunuza doğal olsalar bile zararı dokunabilir.

Yürüyüş veya spor sırasında daha fazla kilo vermek için vücuda naylon poşet sarmak gerekir: Yanlış.
Sakın vücudunuza naylon poşet sarmayın, doku zedelenmesi yapabilir.

Bu mucize bir diyet: Yanlış.
Mucize diyet diye bir şey yoktur. Günümüz tıbbında şişmanlık hastalığının çözümü için ne yazık ki, mucize bir diyet, mucize bir ilaç ve mucize bir cerrahi yöntem yoktur. Sağlıklı ve kalıcı tedavi için çözümü tıpta arayın.

Aç karnına spor daha çok kilo kaybettirir: Yanlış.
Aç karnına asla spor yapmayın, en iyi zaman yemekten 1,5-2 saat sonrasıdır.

Çeşitli diyetlerle bölgesel incelme mümkündür: Yanlış.
Herkesin genetik olarak yağ dokusunun fazla olduğu bir bölüm vardır. Kimisinde basenlerde, kimisinde göbek çevresinde, kimisinde kollarda olabilir. Direkt basen eritici veya kol inceltici bir diyet yoktur. Ancak sağlıklı beslenme ile birleştirilmiş bir egzersiz planı uygularsanız sorunlu bölgelerinizi nispeten inceltmiş olursunuz.

Kilo almaya başladınız mı, zayıflayamazsınız: Yanlış.
Hemen kilo almaya neden olan faktör bulunup düzeltilirse

kalıcı bir şekilde zayıflarsınız. Diğer hastalıklarda olduğu gibi burada da erken teşhis hayat kurtarır.

Her tür hareket ve spor zayıflatır: Yanlış.
Vücudun egzersiz ve sporla kilo vermesi için yağ yakma formuna geçmesi gereklidir. Bu da ancak, minimum 18 ile 20 dakika süren düzenli bir egzersizle başlar.

Fazla kilolardan sonsuza kadar kurtulmak için yapmanız gerekenler

- Doktora başvurmak
- Vermeniz gereken yağ dokusunun belirlenmesi
- Metabolizma hızınızın ölçülmesi
- Şişmanlığa neden olan veya şişmanlık ile birlikte görülen hastalıklarınızın ciddi tedavisine başlanması
- Beslenme ve egzersiz konusunda eğitilmeniz ve yaşam tarzınızı değiştirerek, hayat boyu sürdürmeniz

En büyük dertlerimizden biri göbek çevresi yağlarımız

İşte size incecik bir bel için yapmanız gerekenler

Bel çevresindeki yağlar sadece estetik olarak değil aynı zamanda sağlık açısından da tam bir kâbus. Bu yağlar bize öyle görünmez tuzaklar hazırlıyor ki bir an önce onlardan kurtulmamız gerekiyor. Çünkü bu yağlar iç organların çevresini sardığı için önce karaciğer yağlanması yapıyor, karaciğer yağlanması da ensülin direncini, yani bir anlamda şekeri tetikliyor. Şeker, damarları bozmaya başlıyor. Bu durum böbrek ve kalp gibi yaşamsal organlarımıza zarar vermeye başlıyor. Eğer bel çevremiz kalınsa yaşımız genç olsa bile inanın iç organlarımız yaşlı oluyor.

Televizyonlarda, gazetelerde görüp, ah keşke biz de böyle olsak diye imrendiğimiz o mankenler var ya, sıfır beden olmadıkları sürece iç organ sağlığı açısından da çok şanslılar. Onlar kadar olamasak da onlar gibi bel çevresi yağlarınızdan kurtulmak ister misiniz? O halde işte size önerilerim:

Bel çevresi yağlarından kurtulmak için işe nereden başlayacaksınız?

Zayıflamaya karar vermek zayıflamanın yüzde ellisidir. Bir işe başlamak bitirmenin yarısıdır derler ya, işte tam da öyle... Peki sizce bir insan bir günde zayıflamaya karar verebilir mi? Evet dediğinizi duyar gibiyim. Aslında bu iş göründüğü kadar kolay değil. Birçok araştırmada zayıflama eyleminin tam 5 aşamada gerçekleştiği gösterilmiş.

1. Aşama: TASARLAMA

Kişi gerek çevresel uyarıları göz önüne alarak gerek kendisi artık bu işe bir son vermeliyim diyerek, "kendi kendi ile barışık olma" haline bir son vermek ister. Bu nokta aslında bir itiraftır. Birçok kilolu insan bazen gerçekten kilolu olduğunun farkında değildir. Yakın bir zamanda 160 santim boyunda, 125 kilo ağırlığındaki bir hastam bana aynen şu cümleyi söyledi: "Doktor hanım, bana kilolusun diyorlar. Aynaya bakıyorum, kendimi hiç de kilolu görmüyorum. Ben buraya annemin zoruyla geldim."

Bu hastaya bilimsel olarak baktığımızda, aslında kendi durumunun farkında bile değil. Vücut algılama şekli yanlış. Bu hastaya bu aşamada bir tedavi planı yapılırsa sonucun hüsran olması içten bile değil. Bir hastanın zayıflamada başarılı olabilmesi için en az 3. aşamada olması gerekir.

Biz de bu hastayı hemen zayıflama tedavisine başlatmak yerine öncelikle psikoloğumuza yönlendirdik. Öncelikle doğru düşünce ve vücut algısı oluşturmaya yönelik tedaviye başladık. Zayıflama sürecine ise bu aşamaları geçtikten ve gerçek anlamda hazır olduğu zaman başladık.

2. Aşama: HAZIRLANMA

Zayıflaması gerektiğine inanan ve bunu kabullenen hasta da hemen diyete başlayamıyor, biliyor musunuz? Bu süreç için hazırlık yapmaya ve çevresini izlemeye başlıyor. Ancak bunu yaparken hiç farkına varmıyor. Her an bu konu ile ilgili uyarılara algılarını açıyor. Kim ne yedi? Ne içti? Kim diyet yapıyor ya da yapmıyor? Bu soruları sorarak içsel izleme süreçleri geliştiriyor.

3. Aşama: ARAŞTIRMA

Hani algıda seçicilik diye bir kavram vardır; kişi ihtiyacı ne ise onu görür diye. İşte bu konuda sorunu olduğuna artık inanan kişi de bununla ilgili araştırma yapmaya başlıyor. Hangi diyetler var? Hangi zayıflama merkezinde kim kaç kilo verdi? Kim verdikten sonra bir daha kilo almadı ve bunu nerede nasıl yaptı? Bu soruları kendine sormaya başlıyor. En çok ikna olduğu sistemi bulmak için yavaş yavaş telefonun, internetin başına oturuyor.

4. Aşama: BULMA

Kişi kendi isteği ile inanarak seçtiği uzmandan randevusunu alıyor. İşte zayıflama sürecinin gerçek başlangıcı burası oluyor. Kişi inanarak ve isteyerek bir başlangıç yapmaya artık gerçekten hazır. Komutları almaya ve uygulamaya başlıyor.

5. Aşama: İDAME

İnsan bir günde kilo almadığı gibi bir günde de kilo veremez. Bazen mutlu bazen mutsuz günleri olur. Bazen çok hızlı kilo alır, bazen kilo vermesi durur. Hatta bazen yeni kilo alımı olur. Bazen sisteme küser, bazen erteler, hatta bazen vazgeçer. Ancak zayıflama ve zayıf kalma sürecinde en önemli aşama bu kısımdır. Bu aşamanın başarısı da kişinin ne kadar doğru bir uygulama yaptığı ile doğru orantılıdır. Eğer diyet yapmadan yaşam tarzını değiştirip doğru yeme alışkanlıkları kazanarak bu işi başardıysa artık bir noktada "ÖMÜR BOYU İNCECİK BİR BELE KAVUŞTU" demektir.

İncecik bir bel için on sihirli adım

✓ Yediklerinizi yazın

Eğer incecik bir bel istiyorsanız benim size tavsiyem, hemen bir beslenme günlüğü tutmaya başlayın. Yapılan birçok araştırmaya göre bir beslenme günlüğü tutmak besin alımını direkt yüzde 30'a varan oranda azaltıyor. Birçoğumuz beslenme günlüğü tutmak istemeyiz, bunu yapmayı gereksiz ve boş gibi görürüz. Ancak yıllardır bu işle uğraşan biri olarak ben de kilo aldığım zaman hemen yediklerimi yazmaya başlıyorum. Yazmak yeme disiplinini oluşturur ve kendinizi yeme konusunda daha dürüst izlemenize ve planlamanıza olanak verir.

✓ Bel çevresini kalınlaştıran yağlı karbonhidratlardan uzak durun

Sofralarımızın baş tacı karbonhidratlar, ne yazık ki, bizim onları sevdiğimiz kadar bizi sevmiyorlar. Bel çevremize yapışıp kalıyorlar. Özellikle geleneksel yeme alışkanlığımızın en büyük parçası olan bu karbonhidratlara özel bir dikkat gösterelim ve hepsini birlikte üst üste tüketmeyelim. Yağlı karbonhidrat değeri yüksek yiyecekler; pilav, makarna, börek, çorba, tatlı ve patates yemekleridir. Bir akşam yemeği düşünün, kıymalı patates, erişte, çorba, ekmek, sütlaç... Birçoğumuzun evinde buna benzer yemek çeşitleri bir arada oluyor. İşte bu yediklerimiz de geliyor ve göbek çevremizi yağlandırıyor. Ne diyoruz? Bu yağlı karbonhidratları aynı gün içinde ve iki öğün üst üste yemeyin!

✓ Tek çeşit yemek kuralı

Biz kadınlar nedense sevgimizi hep besleyerek, yedirerek belli ederiz. Eşimize, çocuklarımıza çeşit çeşit yemekler hazırlarız. Onlar yedikçe mutlu oluruz. Kendimiz kilo aldıkça da mutsuz oluruz. Kendimizi kısırdöngüye sokarız. Sizi her açıdan rahatlatacak müthiş bir tavsiyem var; günde tek çeşit yemek yapın. Evet, yanlış duymadınız. Tek çeşit yemek yapın ama onu salata ve yoğurtla zenginleştirin. Tek çeşit yemek yaptığınızda, birincisi, iştahınız daha kapalı olur. İkincisi, daha az yersiniz. Üçüncüsü ve en güzeli, bütün vaktinizi mutfakta ve yemek alışverişinde geçirmemiş olursunuz. Haydi hanımlar! Artık vaktimizi mutfak yerine kendimize harcayalım. Kitap okuyalım, çocuklarımızla oyun oynayalım, spora-yürüyüşe gidelim, ev temizliği yapalım ama ÇEŞİT ÇEŞİT YEMEK YAPMAYALIM...

✓ Ayakta atıştırmayın

İşte size fark etmeden vücudumuza giren kalorilere örnek, ayakta atıştırdıklarımız. Ne kadar yedim sorusunu kendimize sorduğumuzda, çoğumuzun aklına hep, öğünde ve oturarak yediğimiz yemekler gelir. Öğün arasında ayakta ağzımıza attığımız lokmaları unutup gideriz. Özellikle yemek yaparken tadına bakmalar, su içmek için buzdolabını açtığımızda ağzımıza attığımız bir iki adet sarma, görünüşte çok büyük olmasa da üst üste koyduğumuzda ciddi kalori bombası anlamına gelirler ve bel çevremizi kalınlaştırırlar.

✓ Acıkmadan yemeyin

Ne zaman yemek yemeliyiz? Bu soru konusunda kafamız ne kadar da karışık değil mi? Bu konuda da inanılmaz görüş ayrılıkları var. Kimileri diyor ki, günde 6 öğün yiyin, kimileri diyor ki günde 2 öğün yiyin, kimileri ise 8 öğüne kadar çıkın diyor... Ben diyorum ki, "ACIKTIĞINIZDA YİYİN!" Çünkü yıllar içinde takip ettiğim binlerce hastam üzerinde yaptığım gözlemler bana şunu öğretti: Bir kişiye saatle yemek yemesini tavsiye ettiğinizde aklı hep yemekte oluyor! Kafası hep yemekle meşgul olduğu için de iştah açılıyor ve kişinin kendine hâkimiyeti azalıyor. Düşünsenize, sabah sekizde kahvaltı eden biri daha kahvaltıya oturduğunda kuşluk vaktinde ne yiyeceğini düşünüyor. Kahvaltıdan kalktıktan sonra ikide bir saatine bakıyor, zaman geldi mi, aman kaçırmayayım diye, zihnini sürekli yemekle meşgul ediyor. Kuşluğu yerken, öğleni düşünüyor, ara öğünde ne yesem hesabı yapıyor, özetle aklında fikrinde sadece yemek oluyor. Aklında fikrinde yemek olunca da daha çok yemeye başlıyor. Miktar ve çeşit arttıkça ister istemez kalori de artıyor ve bel çevresi yağlanıyor.

✓ Açlığınızı ertelemeyin

Daha az yemek istiyorsanız, porsiyonlarınız üzerinde hâkimiyet kurmak gibi bir derdiniz varsa vücudunuza cevap vermeyi öğrenmelisiniz. Yemek bir ihtiyaçtır. Tıpkı uykunuzun gelmesi gibi, tıpkı susamak gibi... Eğer bu ihtiyacınızı ertelerseniz bir sonraki öğünde iki kat daha çok yersiniz. Acıktıysanız ama yemek yemeye vaktiniz yoksa size tavsiyem kolayda bir yerde muhakkak SÜT, YOĞURT, AYRAN gibi besinler olsun.

✓ Kaliteli kalori alın

Bir yiyeceği ağzınıza atmadan önce o yiyeceği ne kadar sevdiğinizi düşünün. Eğer gerçekten sevdiğiniz bir yiyecek değilse, sizin için nötr bir yiyecekse onu yemekten vazgeçin. Kafanızda, en sevdiğiniz, kendiniz için en değerli bir yiyeceği belirleyin. Mesela bu yiyecek içliköfte olsun. Birisi size suböreği ikram ettiğinde aklınıza hemen içliköfteyi getireceksiniz ve suböreğinden vazgeçeceksiniz. Yani en sevdiğiniz içliköfteyi suböreği ile aldatmayacaksınız ve ona sadık kalacaksınız. Tabii her daim içliköfte de yememek kaydıyla...

✓ Akşam yemeğinden sonra meyve yemeyin

Geleneksel kültürümüzde en ağır yemekler akşam yemeklerimizdir. Sadece bununla kalsa iyi! Bir de akşam yemeklerinden sonra yenenler de cabası... Akşam yemeğini mümkün olduğunca erken yemek sadece zayıflama sağlamıyor, aynı zamanda ömrü de uzatıyor! Akşam yemeğinden sonra meyve yendiği zaman daha çok şeker hormonu olan ensülin salgılanıyor. İnsülin bel çevresinin kalınlaşmasında en önemli aktör. Siz meyve yediğinizde vücudunuza direkt bir şeker bombardımanı oluyor, yükselen ensülin bu şekeri kapıyor, göbek çevresi yağ hücrelerine depo ediyor. O nedenle siz siz olun meyveyi ikindi ara öğününe koyun...

✓ Aç uyumak gençleştiriyor

Akşam yemeğini erken yiyip akşam yemeğinden sonra hiçbir şey yemediğinizde zayıflama süreciniz daha kolay olmaya başlıyor. Neden mi? Bir kere akşam gündüze göre metabolizma hızı yavaşlıyor. Aynı zamanda uykuda melatonin hormonu artıyor, beraberinde aç uyunduğunda bir gençlik hormonu olan büyüme hormonu salgısı daha çok oluyor. Zayıflamak ve gençleşmek istiyorsanız benden size tavsiye: "AÇ UYUYUN!"

✓ Dümdüz bir karın için daha az yağlı yiyin

Benim bir sloganım var: "BİR İNSAN YAĞ YİYEREK YAĞLARINDAN KURTULAMAZ!" Dünya üzerindeki en yüksek kalorili yiyecekler olan yağlara ve gizli yağı yüksek olan yiyeceklere karşı çok dikkatli olmanızı tavsiye ediyorum. Kızartmalar, mayonezler, cipsler, çerezler, kurabiyeler, börekler, soslu ve yağlı salatalar, kıymadan yapılan etler, şarküteri ürünleri gibi... Bir yiyeceğe dokunduğunuzda elinizi sabunla yıkama ihtiyacı duyuyorsanız iç organlarınızı sabunla yıkayamayacağınız için bu yağlar direkt göbek çevresine birikecektir. Aman dikkat!

Zayıflama sürecinde altın öğütler

✓ Asla vazgeçmeyin!

Çoğu zaman kilo vermeye karar verdiğimizde ilk günler çok azimli oluruz. Kurallara harfiyen uyarız. Ama araya herhangi bir baltalayıcı yeme şekli girdiğinde, mesela bir davet gibi, hemen vazgeçeriz. Kendimizi tutamayıp yeriz ve sonrasında da, battı balık yan gider, zaten o kadar kiloyu veremem deyip hemen pes ederiz. Eğer zayıflamak istiyorsak, bazen ipin ucunu kaçırsak bile ertesi günün yeni bir gün olacağını bileceğiz ve bunun için her gün yeniden başlayacağız. Bazen kilo veremesek de, kilo vermeye küsmeyeceğiz, kilo vermeyi ertelemeyeceğiz ve kilo vermekten asla vazgeçmeyeceğiz...

✓ Kendinizi bir başkasıyla asla kıyaslamayın!

Nasıl ki herkesin boyu posu, saç rengi, göz rengi, karakteri farklı ise metabolizması da farklı. O nedenle kendinizi asla başkasıyla kıyaslamayın. Kendinizi olduğunuz gibi kabul edin ve yediğiniz yiyeceklerin size çok olduğunu düşünerek porsiyonları hep küçültmeye çalışın. Mesela geçenlerde bir arkadaşımı öğlen yemeğine davet etmiştim. Yemekte yeşil fasulye, peynirli domatesli kepekli makarna, cacık ve salata vardı. Yemekleri ortaya koydum ve herkes tabağına yiyeceği miktarı kendi koydu. Ben 3 kaşık yeşil fasulye, 1 kaşık makarna, salata ve 1 küçük kâse cacık aldım. Arkadaşımın porsiyonu neredeyse benim yediğimin iki katıydı. Arkadaşım benden daha genç, daha uzun boylu, bekâr ve görünüş olarak benden daha zayıf bir kadın. Yemekten sonra bana, "Biliyor musun Ayça, ben senin kadar yesem herhalde görünmez olurum" dedi. Ben de ona, "Canım, beni kendinle kıyaslama, benim boyum 155 santim, yaşım kırk, iki çocuk annesiyim, benim metabolizmama yediğim çok bile" diyerek cevap verdim.

✓ Aklınıza yemek getirmeyin!

Bir şeyi ne kadar çok düşünürsen, ne kadar çok aklına getirirsen o kadar çok istersin. Aklınıza yemek geldikçe ondan kurtulmak için başka şeyler düşünün. Burada roman okumak çok işe yarıyor doğrusu. Eğer işiniz yoksa roman okuyun diyorum. Zaten işiniz varsa aklınıza yemek yemek gelmez.

✓ Tartıyla barışık olun!

Birçoğumuz tartıya çıkmaya korkarız. Hiç kimse görmese bile tartıya çıktığımızda hayal kırıklığı yaşamaktan korkarız. Bu eylemi ertelediğimizde, kilo almak insanın canını yakan bir hastalık olmadığı için de kilo aldığımızın farkına bile varmayabiliriz. İşin farkına vardığımızda da aldığımız kilo çok fazla olabilir ve bu durum bizde daha büyük bir hayal kırıklığı yaratır. O nedenle her gün veya en geç günaşırı mutlaka tartıya çıkın, sabah aç karnına büyük tuvaletinizi yaptıktan sonra olmasına özen gösterin. Günde bir kez tartılmanız yeterli.

✓ Kilo verirken kendinize büyük hedefler koymayın!

Zayıflamak için, birden bütün kilolarımdan kurtulmalıyım diye düşünmeyin. Bu bıkkınlık ve başarısızlık duygusunu körükler. Ulaşılabilir ve küçük hedefler koyduğunuzda hem hedefinize daha kolay ulaşırsınız, hem de süreklilik sağlayabilirsiniz. Mesela 1 ayda 10 kilo vermeliyim diye işe başlarsanız; 1 ayda 2 kilo verdiğinizde, ben bunu yapamıyorum dersiniz ve bırakıp daha çok kilo alabilirsiniz. Ama 1 ayda 2 kilo vereceğim diye işe başlarsanız; 1 ayda 2 veya 3 kilo verirseniz, daha mutlu olursunuz ve başarıyorum hissiyatı ile devamını getirirsiniz. Zaten düşünsenize, 1 ayda 10 kilo verseniz 6 ay sonra ortadan kalkmanız gerekir ki, bu zaten tıbben mümkün değil. O nedenle aklınızda hep, "Damlaya damlaya göl olur" sözü kalacak ve 200 gram, 300 gram derken bir bakacaksınız ki onlarca kilodan kurtulmuşsunuz.

✓ Asla kendinize acımayın!

Kendinize, "NEDEN BEN?" sorusunu sormayın... Şunu bilin ki çevrenizde gördüğünüz kilosu en normal olan arkadaşlarınız bile o kiloda kalabilmek için çok ciddi çaba gösteriyorlar. Sadece siz değil herkes kilo yönetimi yapmaya çalışıyor. O nedenle kendinize asla acımayın. Kilo verme sürecini ertelemeyin, bu sürece küsmeyin ve bu süreçten vazgeçmeyin!

Kilo verirken bu beşliden vazgeçmeyin!

İşte bu beş sebzeye özel özen göstermenizi istiyorum. Çünkü bunlar sadece tek bir mevsime ait değiller. Dört mevsim her zaman her yerde bulabileceğiniz, yemeğinize lezzet, vücudunuza sıhhat kazandıracak mucizelerdir. Ödeminizi atarlar, sindiriminizi rahatlatırlar ve tok tutarlar. Kahvaltı, öğlen ve akşam yemeklerinizde mutlaka bulundurmanızı tavsiye ederim.

Maydanoz: "Bilinen en kuvvetli ödem sökücü sebze hangisidir?" deseler, herhalde birinciliği maydanoz alırdı. Maydanoz C vitamini açısından ayrıca çok zengindir. E ve K vitaminleri içeriği ile de hücreleri gençleştirici özelliği vardır. Bağırsak dostudur. Çok fazla ödem problemi yaşıyorsanız maydanozun idrar sökücü özelliğinden faydalanmanız gerekir. Maydanozun suyunu değil kendisini yemeye özen gösterin. Özellikle sabahları kahvaltıda yarım demet maydanozu bol limonla yerseniz daha kolay zayıfladığınızı görürsünüz.

Dereotu: Tam bir iştah kesicidir. İçinde yüksek miktarda C ve E vitaminleri vardır. Biliyorsunuz bu vitaminler gençlik ve bağışıklıkta çok çok önemli. Her türlü salatalarınızda, sebze yemeklerinizde ve çorbalarınızda kullanabilirsiniz. Zayıflama sürecinde iştah kontrolünüz için, yoğurtlu tariflerinizde mutlaka kullanın derim.

Roka: Roka içerdiği esanslar ile çok güzel doygunluk sağlıyor. Su oranı oldukça yüksek olduğu için dolaşımı dengeliyor ve idrar yapımını kolaylaştırıyor. Maydanoz gibi vücuttaki ödemin, şişkinliğin giderilmesini kolaylaştırıyor.

Kış aylarında domates ve salatalığın yerine gönül rahatlığı ile roka salatasını koyun. Hatta bazı öğünlerde lor peyniri ve narla birleştirip tek bir öğün olarak bile tüketebilirsiniz.

Nane: Mide ve bağırsağımızın en dost sebzesi nanedir. Sindirimi kolaylaştırır. Güzel kokusu ile ferahlık verir. Ağız içi temizleme özelliği vardır; bakteriye, mikroba savaş açar. Kurusunun çayı soğuk algınlığına çok iyi gelir.

Ara öğünde bir bardak yoğurda, kefire veya ayrana ince ince doğrayıp atarsanız uzun süre tok kaldığınızı göreceksiniz, benden size küçük bir ipucu!

Tere: Tere hafif acımsı tadı ile sofralarınızı şenlendirsin! Sadece kendisini limon sıkıp yiyebileceğiniz gibi, salatalarınızda da kullanmanızı tavsiye ediyorum! Tere salatalarınıza cevizle apayrı bir lezzet de katabilirsiniz. Ama bir kişiye üç bütün cevizden fazlasını koymayın! Ne kadar tok kaldığınıza siz kendiniz bile inanamayacaksınız!

Dümdüz bir karın için yağ yakan, tok tutan besinler

Zayıflamaya karar verdiğinizde lütfen kendinize öncelikle, "Ben neden kilo alıyorum?" sorusunu sorun. Kilo problemi olan birçok kişi kiloyu hep kendisinin neden olduğu, iradesizlik sonucu gelişen bir durum olarak yorumlar ne yazık ki...

Ancak yıllardır görüyorum ki bu tek boyutlu bir sorun değil. Yani fazla kilolar sadece "ÇOK YEMEKTEN" kaynaklanmaz. Hormonal düzensizlikler, metabolik durum, genetik eğilim, yeme konusunda öğrenilmiş davranışlar, yemek içeriği, stres, kullanılan ilaçlar, hareketsizlik gibi birçok faktörün etkilediği bir "HASTALIK" aslında kilo sorunu. Kilo verme süreci başladığında kişiyi çok boyutlu ele almak gerekiyor. Örneğin tiroitleri çalışmayan birine, zayıflaması için, "Daha az yemelisin" demek hiçbir işe yaramaz. Kilo problemi olan bir kişinin, tüm metabolik ve hormonal dengeleri sağlandıktan sonra ise birazdan bahsedeceğim yiyeceklere sofrasında sık sık yer vermesi çok büyük yarar sağlar.

"Yağ Yakan" Besinleri Tanıyalım

Gerçekten yağ yakan bir besin var mıdır? Gerçekten tok tutan bir besin var mıdır? Evet, bazı besinler kilo verme sürecinde gerek yağ yakmak gerek bizi tok tutmak açısından mucizevidir. Haydi hep birlikte bu besinlere göz atalım.

21. Yüzyılın zayıflama yiyeceği: BADEM

Öyle bir yiyecek olsa ki, hem tok tutsa, hem zayıflatsa, hem lezzetli olsa, hem hemen bulunabilir olsa, hem de insanın sağlığına sağlık katsa...

21. yüzyıl mucizesinin adı: Badem! Çiğ, kavrulmamış, tuzlanmamış badem. Uzun yıllardır yağlı tohumlar dediğimiz ceviz, badem, fındık, çekirdek, fıstık gibi yiyeceklerin, içerdikleri kaliteli yağ asitleri sayesinde kalp-damar hastalıklarına karşı koruyucu olduklarını biliyorduk. Ancak bu yiyecekler yağlı oldukları için kalori değerleri de yüksektir ve bu nedenle kilo aldırır endişesiyle hastalarımıza dikkatli tavsiye ediyorduk.

Hem zayıflatıyor, hem gençleştiriyor

Bademde çinko, demir, kalsiyum, potasyum, E vitamini gibi mineraller ve vitaminler vardır. Ayrıca içerdiği amigdalin maddesinin kansere karşı koruyucu olabileceği savunuluyor. Bununla birlikte koenzim q10 ve omega-3 seviyesi çok yüksektir. Bu enzim ve yağ asidi kalp-damar hastalıklarından kişiyi koruyor ve yaşlanmaya gidiş sürecini yavaşlatıyor. Bademi düzenli tüketmek kötü kolesterol olan LDL'yi yüzde 6 ila yüzde 15 oranında düşürüyor.

Bu kadar faydalı olduğunu bildiğimiz bademin aynı zamanda çok da iyi zayıflattığı kanıtlandı. Çok yakınlarda, Amerika'da yapılan bir araştırma ile de, zayıflamak isteyenlere günde 17 adet badem verildiğinde daha iyi kilo kaybettikleri gösterildi.

Bademin kaliteli protein içermesi ve sağlıklı yağlardan zengin olması kişiyi daha uzun süre tok tutuyor. Badem sert bir yiyecek olduğu için çiğnemesi zor ve bu durum kişinin çiğneme duygusunu tatmin ediyor. Lif oranı yüksek olduğu için bağırsak hareketlerini artırıyor. Hazırlama zorluğu olmadığı için her yerde kolayca bulunabiliyor ve her yere kolayca taşınabiliyor.

Zayıflamak için bademi nasıl yiyeceğiz diyenler için:

- Bademi satın alırken dikkat! Çiğ, kavrulmamış ve tuzsuz olarak satın alın.
- Mümkünse kabuklu ve kabuğu kolay kırılabilir olandan tercih edin.
- Bir defada 15 taneden fazla yemeyin. Küçük bir kâseye sayarak koyun. İşyerinizde çekmecenizde ve çantanızda 15 tanelik küçük paketler şeklinde de bulundurabilirsiniz.
- Ara öğünlerde özellikle tercih etmeye çalışın. Az yağlı süt ve

ayranla mükemmel bir birliktelik oluşturuyor.

- Meyveleri tek başına yemektense bademle birlikte yediğinizde glisemik indeksi düşürmüş olursunuz, bu da sizin daha tok kalmanızı sağlar.
- Yiyecek bir şey bulamadığınızda, 50 adet bademi bir öğün olarak da tüketebilirsiniz.

Sihirli bir meyve: GREYFURT

Öyle bir meyve olsun ki; hem bir lif kaynağı olsun, hem içerdiği enzimler nedeniyle kanseri önlesin, hem kolesterolü düşürsün, içerdiği C vitamini sayesinde dişeti kanamalarına iyi gelsin ve aynı zamanda da zayıflatıcı özelliği olsun.

Belki de yüzyılın en mucize meyvelerinden biri bu. Etrafımızda çok bulunan ama birçoğumuzun önünden burun kıvırarak geçtiğimiz, tadı nedeniyle pek hoşlanmadığımız, çoğu zaman suyunu sıkarak tükettiğimiz bu sihirli meyve GREYFURT aslında.

Greyfurtun metabolizmayı hızlandırarak kilo verdirmeye etkisi oluyor. Bununla birlikte greyfurtun ensülin direncini kırdığı ve öğünlerden önce yenilecek yarım greyfurtun iştahı kapatacağı bazı araştırmalarda gösterildi. Aynı zamanda greyfurt, dişeti kanamalarına iyi gelir, sindirim sistemini düzenler. Sigara bağımlısı olanlarda nikotin ihtiyacını azaltır ve nikotinin vücuttan atılmasını sağlayarak detoks etkisi gösterir. Günde 1 adet greyfurt yenilmesi kalp hastalıklarını azaltır. Kötü kolesterolü yüzde 25 azaltır, iyi kolesterolü yüzde 25 artırır.

Ancak bazı ilaçları kullanan hastaların dikkatli olması gerekiyor. Çünkü greyfurt, karaciğerimizde bulunan sitokrom p450 denilen bir enzimi baskılıyor. Sitokrom p450, karaciğerimizde ve bağırsağımızda, dışarıdan aldığımız ilaçları metabolize eder ve bu ilaçları zararsız hale dönüştürerek vücudumuzdan atar. Bu enzim baskılanıp çalışmayınca ilaçlar metabolize edilmediği için vücutta birikerek zehirleyici etki yapar. Özellikle kolesterol ilaçları, alerji ilaçları, HIV tedavisine yönelik ilaçlar, bazı antidepresanlar ve antihipertansifler kullananların bu konuda dikkatli olmalarında fayda var. Bir bardak greyfurt suyu içilmesi bile bu etkiye neden olabiliyor. Greyfurt suyunun etkisinin ortadan kalkması için en az 24 saat geçmesi gerekir.

YEŞİL ÇAY

Yağ yaktırıcı gücü yüksek olan en güvenilir çay, yeşil çaydır. Yeşil çay içerdiği antioksidanlar sayesinde sadece zayıflatmaz, hücrede meydana gelen serbest radikaller dediğimiz zararlı maddelerin de temizlenmesinde yardımcı olur.

Doğrudan iştah kapamasa da kilo alım hızını yavaşlatır, metabolizmayı hafif hızlandırmayı başarır. Bu noktada limon ve greyfurtun da çok etkili olduğunu biliyoruz. Tavsiyem yeşil çayı limon veya greyfurtla kombinleyerek içmeniz.

PUL BİBER

Bir diğer yağ yakıcı etkisi olduğu bilinen baharat hiç kuşkusuz pul biber. Pul biber içerdiği KAPSAİSİN maddesi ile vücut ısısını yükseltiyor ve metabolizmayı canlandırıyor.

Eğer mide problemi yaşamıyorsanız ve zayıflamak istiyorsanız salatanıza bile pul biber atın derim. Bir de dikkat edilecek nokta şu ki pul biber iştah açabilir. O nedenle yemeğinizi tabağınıza alın, biberi ekleyin ve ikinci tabak yemek almayın.

C vitamini: "öncelikle KİVİ"

C vitamininin metabolizmayı hızlandırdığı artık birçok araştırmada kanıtlandı. Ama hemen ilaç formundaki C vitaminlerine sarılmayın! Doğada C vitamini yüksek o kadar çok sebze meyve var ki... Devir, doğadan gelen bu mucizeleri bulma devri. Haydi sizi gerçek bir C vitamini deposu olan KİVİ ile tanıştırayım.

C vitamini denilince hepimizin aklına ilkönce turunçgiller, özellikle de portakal gelir. Ancak yapılan araştırmalarda kivinin portakaldan yaklaşık 4-6 kat daha fazla C vitamini içerdiği gösterildi. 1 adet kivi bir günlük C vitamini ihtiyacımızı karşılayabiliyor.

C vitamini de hem bağışıklığı kuvvetlendirir, hem de metabolizmayı hafif hızlandırır. O halde devir, kiviyi daha sık kullanma devri!

YOĞURT

Kendisi tam bir mucize. Dünya mutfağına bizim kazandırdığımız harika yiyecek. En temel üç besinimiz olan protein, yağ ve karbonhidratı dengeli bir şekilde bünyesinde bulunduran iksir.

Sadece bu kadar mı dersiniz? Hayır, değil tabii ki... İçerdiği kalsiyum ile metabolizmayı canlandırıyor, kemikleri güçlendiriyor. Ama en önemlisi içerdiği konjuge linoleik asitle göbek çevresi yağlarına savaş açıyor.

Eğer kansızlık probleminiz yoksa öğlen, ikindi ve akşam öğününde mutlaka yoğurt tüketin. Yoğurdu greyfurt veya kivi gibi yağ yakıcı özelliği olan yiyeceklerle birleştirerek yerseniz çift katmerli sonuç elde edersiniz. Yoğurtla ilgili bir slogan oluşturalım: "BİR TÜRK MUCİZESİ OLAN YOĞURDU GÜNDE 3 ÖĞÜN 3 KÂSE TÜKETELİM!"

SU

İyi bir dolaşım için, iyi bir boşaltım için, iyi bir metabolizma için, iyi bir yağ yakımı için ve zayıflamak için su su su...

Vücudumuzun yüzde 65'i suyken biz sudan o kadar uzak yaşıyoruz ki! Halbuki insan vücudu açlığa kırk gün dayanabilirken susuzluğa sadece yedi gün dayanabiliyor.

Suyu her gün mutlaka 10 bardak içmeye çalışın. Su içmek için susamayı beklemeyin. Tadını sevmiyorsanız taze mevsim meyveleri ile tatlandırabilirsiniz. Sabah aç karnına su ile güne başlayın ve öğünlerinizde ikişer bardak su içmeye özen gösterin.

"Tok Tutan" Besinleri Tanıyalım

YULAF KEPEĞİ

**Çok tatsız, çok tuzsuz, kabul ama çok çok da yararlı.
Zayıflamak isteyenler, işte bu yiyeceği mutlaka kocaman harflerle bir yere not edin ve her gün kullanmaya bakın.**

Bilinen en iyi lif kaynaklarından biri yulaf kepeğidir. Lif vücudumuza girdiği anda hacim oluşturuyor ve mideye bir yumruk oturmuş gibi acıkma hissi gecikiyor. Yani tok tutuyor. Aynı zamanda kan şekerini çok yavaş yükselttiği için tokluk süresini de uzatıyor. Mide bağırsak sisteminde hacim oluşturduğu için kabızlığa çok iyi geliyor. İster kahvaltıda yoğurdunuza karıştırın, ister çorbalarınıza, salatalarınıza birer kaşık ekleyin ama ne olursa olsun her gün bir kaşık bile olsa yemeye bakın.

BROKOLİ

Tam bir şifa kaynağıdır brokoli! Yeşil rengi ile tam bir "DOĞAL KANSER SAVAŞÇISI!" Lif oranı yüksek olduğu için tok tutuyor.

Özellikle kış aylarında sofralarınızda brokoliye yer açın. Buharda haşlayarak bol limon ve sarmısakla veya yoğurtla çeşitlendirerek her tür yemeğinizin yanına garnitür olarak koyabilirsiniz. Ama bir şartım var: Brokoliyi çok, yemeği az koyacaksınız, daha tok kaldığınızı göreceksiniz. Hatta çok kaçırdığınız öğünlerden sonraki öğünde sadece bir tabak brokoli haşlayıp yoğurtla birlikte gönül rahatlığı ile yiyebilirsiniz.

BEYAZ LAHANA

Aslında sadece beyaz lahana değil tüm lahanagiller (kırmızılahana, brüksellahanası) yüksek lif içerikleri nedeniyle tok tutanlar listesinin başrol oyuncuları olmaya hak kazanıyorlar doğrusu.

Geleneksel mutfağımızda çoğunlukla sarmasını veya kapuskasını yaptığımız lahanaya farklı tariflerle sofralarımızda daha sık yer açmamız gerekiyor.

Zayıflamak için sadece lahana çorbası içmeyi doğru bulmuyorum. Tıpkı zayıflatıcı özelliği olduğu iddia edilen lahana kapsüllerini almayı doğru bulmadığım gibi...

Lahana ile zayıflamak istiyorsanız çiğ olarak salatalarınıza koyun, acıktığınızda üzerine limon sıkarak yiyin. Nasıl yerseniz yiyin ama mutlaka dengeli bir beslenme sistemi içinde doğal olarak tüketmeye bakın.

TURP

Öyle bir yiyecek olsa ki, yesek yesek kilo almasak... İşte bu niteliği taşıyan baş tacı sebzelerden biri de turptur.

Ülkemizde çok yetiştirilen, pazarlarda gözlerimize renk cümbüşü yaşatan turpa sofralarımızda yeteri kadar yer açmıyoruz. Özellikle zayıflamaya çalışırken bize çok faydası olacak turp bakın neler yapıyor:

Turp katı sebzelerden biridir, kişiye çiğneme duygusunu tatmin etme açısından çok faydası olur. Canınız bir şeyler atıştırmak istediğinde turpu dilimleyip, az tuz ve bol limonla birlikte tüketebilirsiniz, çok yedim duygusu oluşturmaya birebirdir.

Turpun, kan şekerini yükseltme ölçeği olan glisemik indeksi düşüktür. Kan şekerinizde oynama yapmayacağı için sizi daha uzun süre tok tutar.

Turpun lif oranı yüksektir, midede ve bağırsaklarda çözülüp tokluk hissini pekiştirir.

Sülfürlü bileşikler açısından zengindir; karaciğer ve safra dostudur, kansere karşı koruyucudur.

İlaç gibi besinlerden biri olan turp, fitosterol bakımından zengin olduğu için kolesterolü dengeleyici etki gösterir.

Potasyum açısından zengin olduğu için tansiyonu dengeler. Kalp koruyucu etki gösterir.

Çok iyi bir C vitamini kaynağı olduğu için bağışıklık sisteminizi korumak ve grip olmamak için her gün küçük bir kâse turp salatası yemeye özen gösterin.

Ülkemizde guatrın en büyük nedeni iyot eksikliğidir, turp iyot açısından zengin olduğu için tiroit hastalıklarından korur.

Folik asit açısından zengin olduğu için hücrelerimizin DNA ve RNA onarımını sağlar. Yaşlanmayı önler.

YEŞİL KABAK VE BALKABAĞI

Lif zengini olan bu sebzede ayrıca birçok vitamin ve mineral de var. Hem tok tutuyor, hem de çok güzel bağırsak çalıştırıyor.

İster rendeleyip salatalarınıza çiğden katın, ister her tür çorbanıza şifa niyetine bir tane olsun rendeleyiverin. Ben kabağı çok severim. Yazın yeşil kabak, kışın sarı kabak hep soframda hak ettiği yeri bulur. Ne olursa olsun kabaksız kalmayın derim!

SÜTLÜ KAHVE

Sütlü kahve de tok tutan besinlerden biri.

Ben özellikle acıktığımda ilk sütlü kahve içmeyi tercih ederim. Çünkü sütlü kahvenin iştah kapatma özelliği de var. Öğünden önce bir fincan sütlü kahve öğünde yüzde 50 daha az yemenizi sağlar.

HAYVANSAL PROTEİNLER

İnsana kendisini en çok tok hissettiren yiyeceklerin başında hayvansal proteinler gelir. Hayvansal proteinler yağ içerdikleri için mide boşalma zamanını geciktirirler.

Aynı zamanda vücut proteinleri sindirmek için çok fazla enerji harcar, yani sindirim sırasında yüksek miktarda kalori harcaması olur. Bu şekilde zayıflama sürecini, hem tok tutarak, hem de metabolizmayı hızlandırarak iki yönlü kolaylaştırırlar.

Bazı diyetler sadece protein ağırlıklıdır ve kişiye çok hızlı kilo kaybettirebilir. Ancak bu tek yönlü diyetler kemikten böbreğe birçok organa zarar verir. O nedenle kesinlikle tavsiye etmem.

Hayvansal proteinleri, et, tavuk, yumurta, balık gibi besinleri tüketirken dikkat edin. Kızartarak ve üzerine ekstra yağ koyarak sakın pişirmeyin. Yanında yediğiniz pilav, makarna, erişte, börek gibi karbonhidratlarda da porsiyon kontrolüne çok dikkat edin. Çünkü proteinleri bu yiyeceklerle birlikte tüketirken miktarını fazla kaçırabilirsiniz. Ayrıca bu karbonhidratlar da genelde yağlı olduğu için hem kolesterolünüz yükselebilir, hem de daha kolay kilo alabilirsiniz.

O nedenle proteinleri mutlaka sebze ile kombinleyerek, yanında yağlı karbonhidratlar yerine 1 veya 2 dilim tam buğday ekmeği ile beraber yiyin. Eğer kansızlık probleminiz yoksa yanına yoğurt veya ayran da eklediğinizde daha tok kaldığınızı göreceksiniz.

Yağ yakan, tok tutan mucize baharatlar

Şifa kaynağı olan baharatlar ve vücudumuza etkileri

Eski çağlarda buzdolabı olmadığı için yiyecekler çabuk bozuluyordu. Bozulan yiyeceklerin tadını gizlemek için bolca baharat kullanılıyordu. Günümüzde ise baharatlar daha çok yiyeceklerin lezzetini artırmak için kullanılıyor.

Baharatlar her ne kadar yiyeceklerin lezzetini artırmak veya yiyecekler üzerinde mikrop oluşumunu önlemek için kullanılsa da, son yıllarda bazı araştırmalarla da sağlığa olumlu etkileri olduğu gösterildi.

Ülkemizde en çok kullanılan baharatlar pul biber, karabiber, kekik, tarçın, hardal, karanfil ve kimyondur.

- **Pul biber**in içindeki kapsaisin isimli maddenin, metabolizmayı hızlandırdığı ve kilo vermeyi kolaylaştırdığı biliniyor. Ayrıca pul biberin boşaltım sistemine iyi geldiği ve bağırsak hareketlerini de artırarak kabızlığa karşı iyi bir çözüm olduğu düşünülüyor, ancak aktif hemoroit sorunu olanların dikkatli olmasında fayda var.
- **Karabiber** uzun yıllardır ülkemizde çok tüketilen baharatların başında gelir. Karabiberin grip, soğuk algınlığı gibi hastalıklarda vücut direncini artırdığı biliniyor. Özellikle çorbaların içine bolca eklendiğinde vücutta rahatlama yaratıyor. Boğaz ağrısında nane ile birlikte çay olarak içildiğinde boğazdaki lokal mikroplara tesir ediyor ve boğaz ağrısına gargara etkisi yapıyor.
- Çok güzel kokusu olan, et yemeklerinin vazgeçilmezi **kekik** için de pek çok şey söylenebilir. Mideyi rahatlatır, gaz oluşumunu önler. Bununla birlikte özellikle kan kolesterolünü düşürücü etkisi vardır. Ege bölgesinde kekik suyu olarak daha çok üretilen kekiğin, yemeklerden sonra bir kahve fincanı olarak tüketildiğinde sindirimi kolaylaştırdığı ve kan yağlarını azaltabildiği biliniyor.
- Tatlıların baş tacı olan **tarçın**, aynı zamanda vücudun şeker ihtiyacını azaltır. Özellikle şeker hastalarında veya ensülin direnci olanlarda meyvelerin üzerine bir tatlı kaşığı olarak eklendiğinde metabolizma üzerinde olumlu etki yapar. Ağız kokusuna birebir

olan karanfille birlikte rulo tarçın olarak kaynatılıp içildiğinde şeker isteğini köreltir.

- **Karanfili** sade olarak çiğnemek de ağızdaki yaraları iyileştirir. Ağız sağlığına katkıda bulunur, ağız kokusunu gidermekte birebirdir.
- **Kimyon** deyince birçoğumuzun aklına kuru baklagiller gelir. Aslında haksız da sayılmayız, çünkü kimyon kuru baklagillerin sindirimi sırasında ortaya çıkan gazları yok etmede birebirdir. Her tür kuru baklagil yemeğine çok yakışır. Emziren anneler için kimyon, ısırgan ve anason çay olarak demlenip içildiğinde hem süt salgılanmasını artırır, hem de bebekte gaz oluşumunu önler, bebeğin daha rahat uyumasını sağlar.

Çok çok özel iki baharat: Zerdeçal ve zencefil ile metabolizmanızı şarj edin!

Zerdeçal ve zencefil, ağız içindeki sinir reseptörlerini etkileyerek metabolizmayı hızlandırır, sindirim sistemini düzenlerler. Kilo kontrolünde güvenle tüketilebilen zerdeçal ve zencefilin sağlık açısından çok faydası bulunuyor.

- Yapılan araştırmalar, zerdeçalın beyin sağlığı ve yaşlanmaya bağlı bilişsel sağlık üzerinde etkili olduğunu ortaya çıkarıyor.
- Zerdeçal etli yemeklere, kuru baklagillere ve pilavlara eklenebilir. Ayrıca limonla çay yapılıp da içilebilir.
- Zencefilin faydaları ise saymakla bitmez: Soğuk algınlığına iyi gelir, balgam söktürür, bulantı giderir, bağışıklık sistemini güçlendirir, romatizma ağrılarına iyi gelir ve eklem ağrılarını azaltır. Acımtırak tadına rağmen en eski mide ve bağırsak dostu bitkilerdendir.
- Zencefilin sert tadını azaltmak için onu taze meyve dilimleri üzerine serperek veya yoğurtla karıştırarak yiyebilirsiniz.
- Zencefil hamilelikte özellikle son aylarda kasılmaları artırabilir, o nedenle gebelere tüketmeyin derim.
- Zencefili toz olarak almaktansa tazesinin tüketilmesini öneriyorum. Çaylarınıza, çorbalarınıza, etli yemeklerinize bir tırnak büyüklüğünde rendelediğinizde hem harika bir tat elde edeceksiniz, hem de şifa bulacaksınız.

Baharatlı formüller

Baharatları azar azar satın alın

Baharatları satın alırken ambalajlı ve az satın almak en doğrusudur. Açıkta ve nemli ortamda tutulan baharatlar küflenebilir ve tazeliğini kaybeder. Satın alınan baharatlar ya cam bir saklama kabında ya da nem geçirmez buzdolabı naylon poşetlerinde saklanabilir. Mutfağın en serin yerinde, karanlıkta ve ocaktan uzakta tutmakta fayda var. Mümkünse buzdolabı kapağında saklamak en doğrusudur.

- **Canınız tatlı istediğinde:** Bir elmayı, tarçın ile tatlandırın. Tarçın, ensülin seviyesini düzenler. Şeker ihtiyacını azaltır.
- **Tok kalmak için:** Bir ara öğünde 1 avuç haşlanmış nohut üzerine kimyon ekleyin. Kimyon tokluk süresini uzatır, gazı alır.
- **Metabolizmayı hızlandırmak için:** Ayrana kekik suyu ekleyin. Kekik kan yağlarını azaltır, metabolizmanın hızlanmasını sağlar.
- **Şişkinliği azaltmak için:** Ananasın üzerine karanfil ekleyin. Ananasın içindeki bromelin enzimi, metabolizmayı çalıştırır, vücut ödemini azaltır. Karanfil ile birleştiğinde âdet dönemi şişkinliğini ve tatlı ihtiyacını azaltır.
- **Tansiyonu dengelemek için:** İnce kıyılmış yarım demet maydanoz üzerine limonlu sarmısaklı sos eklendiğinde tansiyonun düzenlenmesine yardımcı olur.
- **Üst solunum yolları enfeksiyonu, boğaz ağrısı, geniz akıntısı için:** Taze naneyi kurutulmuş zencefil ile kaynatıp, içine karabiber, yarım adet limonun suyunu ve az bal ekleyin. Üst solunum yolu hastalıklarında hızla iyileşme yaşadığınızı göreceksiniz.

Her dem her yemekte kullanacağınız tok tutan baharat karışımı:

- ☺ 1 yemek kaşığı toz zencefil
- ☺ 1 yemek kaşığı toz zerdeçal
- ☺ 1 yemek kaşığı pul biber
- ☺ 1 yemek kaşığı karabiber
- ☺ 1 yemek kaşığı kekik
- ☺ 1 yemek kaşığı kuru nane
- ☺ 1 yemek kaşığı kimyon

Yapılışı: Yukarıda saydığım baharatları bu ölçüde karıştırın. İster sebze yemeğinizde ister et yemeklerinizde kullanabilirsiniz. Hem yemeğinize lezzet katar, hem de tok kalma sürecine faydası olur.

Soslar

Sos deyince birçoğumuzun aklına gelen, zeytinyağı, limon ve bazen de sirke karışımlarıdır. Ancak ben artık geleneksel mutfağımızda sosları daha sık kullanmamız gerektiğini düşünüyorum. Farklı baharatlarla ve sebzelerle çeşitli soslar oluşturabiliriz. Özellikle zayıflama diyetlerinde daha çok tükettiğimiz salata ve sebze yemeklerini soslarla daha keyifli hale getirebiliriz.

Ancak dışarıda soslu bir yiyecek yerken dikkatli olmakta fayda var, çünkü restoran yemeklerinde kullanılan sosların yağ oranı daha yüksek olabiliyor ve masum sandığınız bir salatayı yerken neredeyse patates kızartması yemiş kadar kalori alabiliyorsunuz.

İşte size evde yapabileceğiniz, yemeklerinize lezzet katacak sos tarifleri:

Her sebzeye yakışan sos

- ☺ 1 yemek kaşığı zeytinyağı
- ☺ 1 yemek kaşığı elma sirkesi
- ☺ 1 adet limonun suyu
- ☺ 3 diş ezilmiş sarmısak
- ☺ 1 tatlı kaşığı karabiber
- ☺ Az tuz

Yapılışı: Bu sos beyaz lahanaya veya kırmızılahanaya çok yakışır.

1 bardak suya 4 yemek kaşığı sirke, karabiber, tane kimyon koyun. Bir taşım kaynatın. Kaynattığınız bu sosu rendelediğiniz kırmızılahananın veya beyaz lahananın üzerine sıcak sıcak dökün. Ağzını kapatın, lahanalar yumuşayınca, 1 adet limonun suyu, ezilmiş sarmısak, karabiber ve az tuzla harmanlayın.

Karnabahar, brükselllahanası veya brokoliyi sevdirecek sos

- ☺ 2 yemek kaşığı üzüm sirkesi
- ☺ 1 yemek kaşığı zeytinyağı
- ☺ 1 tatlı kaşığı hardal
- ☺ 4 yemek kaşığı süzme yoğurt
- ☺ Karabiber, kimyon
- ☺ 2 diş ezilmiş sarmısak

Yapılışı: Üzüm sirkesi, zeytinyağı, hardal, karabiber ve kimyonu iyice karıştırın. Daha sonra yoğurdu ezilmiş sarmısakla biraz sulandırın ve hazırlamış olduğunuz bu karışımı ekleyin. Buharda haşladığınız sebzelerinizi bu sosla servis yapabilirsiniz.

Tavuk etlerinizi bir de bu sosla deneyin

- 1 tatlı kaşığı taze zencefil rendesi
- 2 yemek kaşığı soya sosu
- 4 diş sarmısak
- 2 yemek kaşığı zeytinyağı
- 1 tatlı kaşığı köri, pul biber, karabiber, tuz

Yapılışı: Tüm malzemeyi karıştırıyoruz. Bu sosu ister haşlanmış tavukta, isterseniz de çiğ sebzelerle yaptığınız herhangi bir salatada kullanabilirsiniz.

Kırmızı etinizi yumuşacık yapacak sos tarifi

- 4 kaşık yoğurt suyu
- 1 adet kuru soğan rendesi
- 2 yemek kaşığı zeytinyağı
- 2 tatlı kaşığı karabiber
- 1 yemek kaşığı kekik
- 1 yemek kaşığı pul biber

Yapılışı: Tüm malzemeyi karıştırın ve etlerinizi pişirmeden bu sosta marine edin. Bu sosla marine edilerek pişirilen etlerinizin ne kadar yumuşak ve lezzetli olabileceğine inanamayacaksınız.

Kuru baklagiller için sos

- 2 yemek kaşığı zeytinyağı
- 2 yemek kaşığı elma sirkesi
- 1 adet limonun suyu
- Bir tutam taze kıyılmış nane
- 2 tatlı kaşığı kimyon
- 2 tatlı kaşığı karabiber, az tuz

Yapılışı: Tüm malzemeyi karıştırarak sosu elde edin. Her türlü kuru baklagili (yeşil mercimek, nohut, kuru fasulye, maş fasulyesi...) haşlayıp direkt sosun üzerine dökebilirsiniz. Salatalık veya çiğ sebzelerle hazırlanmış kuru baklagilli salatanın üzerine de gezdirebilirsiniz.

Balıklarınıza lezzet katacak sos

- ☺ 2 yemek kaşığı zeytinyağı
- ☺ 1 adet limonun suyu
- ☺ 1 tatlı kaşığı hardal
- ☺ 2 diş ezilmiş sarmısak
- ☺ 1'er yemek kaşığı çok ince doğranmış taze nane, tere, dereotu, maydanoz
- ☺ Az tuz

Yapılışı: Bu sosu iyice karıştırın ve fırın veya ızgara balığınızın yanında servis edin.

Her tür salataya yakışan sos

- ☺ 5 yemek kaşığı süzme yoğurt
- ☺ 4 kaşık limon suyu
- ☺ 4 kaşık portakal suyu
- ☺ 2 tatlı kaşığı hardal
- ☺ Karabiber, pul biber, tuz
- ☺ 1 yemek kaşığı çok ince kıyılmış dereotu

Yapılışı: Tüm malzemeyi karıştırıp, istediğiniz herhangi bir salatada kullanabilirsiniz. Özellikle meyve ile karışık yeşil salatalara çok yakışıyor.

Bir örnek vermek gerekirse:

- ☺ 3 adet dilimlenmiş portakal
- ☺ Yarım iceberg
- ☺ Birkaç dal taze nane
- ☺ 1 bardak nar

Yapılışı: Iceberg ve taze naneyi ince ince doğruyor ve harmanlıyoruz. Hazırladığımız sosla iyice karıştırıyoruz. Sonra üzerine portakal dilimlerini ve narları koyarak servis yapıyoruz.

Her tür haşlanmış sebzeye yakışan

Baharatlı yoğurt sosu

- ☺ 1 su bardağı yoğurt
- ☺ 2 diş sarmısak
- ☺ 1 yemek kaşığı limon suyu
- ☺ 1 tatlı kaşığı hardal

☺ 1 tatlı kaşığı karabiber	☺ Az tuz
☺ 1 tatlı kaşığı kimyon	☺ 1 tatlı kaşığı pul biber
☺ 1 tatlı kaşığı fesleğen	☺ 1 tatlı kaşığı biberiye

Yapılışı: Bu sosu karıştırın ve her tür sebzede (yeşil fasulye, kabak, havuç, lahana, karnabahar, brokoli, brüksellahanası...) gönül rahatlığı ve keyifle kullanın.

Dümdüz bir karın için nelerden vazgeçeceksiniz

Abur cuburdan uzak duracaksınız

Raf ömrü uzun olan yiyeceklere ben "YİYECEK TEKNOLOJİSİ" diyorum. Bunlar aslında yiyecek gibi görünen yiyeceğimsi maddeler. Bu tür yiyeceklerin lezzetini artırmak için çok fazla yağ kullanıyorlar. Aynı zamanda raf ömrünü uzatmak için de koruyucu maddeler kullanıyorlar. Siz böyle bir yiyeceği tercih ettiğinizde kanınızı yağ ve şeker bombardımanına tutuyorsunuz.

O nedenle sadece dümdüz bir karın için değil aynı zamanda daha sağlıklı ve dirençli bir vücut için de evdeki abur cubur çekmecesini boşaltacaksınız. Hayatınız boyunca "CANLI YİYECEKLERİ" tercih edeceksiniz ki metabolizmanız hep canlansın, sizi hastalıklardan ve yağlardan kurtarsın!

Meyveyi bir kurtarıcı olarak görmeyeceksiniz

Tamam, kabul ediyorum, meyveler gerek antioksidanlar, gerek lifler, gerek vitamin ve mineraller açısından gerçekten çok zenginler. Ancak meyvelerde meyve şekeri olan FRÜKTOZ'un da olduğunu unutmamak gerekiyor. Früktoz bildiğimiz beyaz sofra şekerinin çok yakın bir akrabası aslında. Her ne kadar meyveler içerdikleri lif nedeniyle beyaz şeker kadar kan şekerimizi hızlı yükseltmeseler de bir kalorilerinin olduğunu unutmamak gerekiyor. Bazı tatlı meyvelerinse tıpkı beyaz şeker gibi kan şekerini yükselttiğini biliyoruz. O nedenle eğer meyveleri yerken porsiyon kontrolünü yapmazsanız kesinlikle şişmanlarsınız. Mesela küçük bir elmanın ortalama kalorisi 50'dir. Eğer bir oturuşta 10 adet elma yerseniz 500 kalori alırsınız. Yani büyük bir hamburger yemiş kadar olursunuz.

Dümdüz bir karın için alkole hayır

Alkol bardakta durduğu gibi durmuyor ne yazık ki... Çünkü alkolün enerji değeri yağa eşit neredeyse. Şöyle ki 1 gram yağ 9 kalori içerirken, 1 gram alkol 7 kalori içeriyor. Dolayısıyla alkollü bir içecek içerken "YAĞ İÇTİĞİNİZİ" düşünün. Eğer çok sık alkol kullanıyorsanız çok kolay kilo yönetimi yapamayacağınızı bilin. Alkolün ayrıca sadece yağlanmayı kolaylaştırdığını sanmayın, aynı zamanda da karaciğerin bir numaralı düşmanıdır.

Sadece yemeklere değil içeceklere karşı da dikkatli olun

İşte görünmeyen gizli kalorilerden biri de yemeklerin yanında veya aralarda içtiğimiz içecekler. Bugün su, şekersiz çaylar ve doğal madensuyu dışında içtiğiniz her içeceğin de kalorisi var. Özellikle son günlerde çok moda olan şekerli ve kremalı kahveler, gazlı içecekler, kutu meyve suları ve alkollü içecekler tam bir kâbus. Ben günlük yaşantımda içecek olarak sadece su, doğal madensuyu veya şekersiz çayları tercih ediyorum. Size de tavsiye ederim.

Simit de kilo aldırır

Pek çoklarının, bir tanecik yedim, bu öğünü hafif atlattım diye tercih ettiği simit, sandığımız kadar masum değil. Bir simit yaklaşık 40 gram olmasına rağmen, kalorisi 250 ile 300 arasında değişir. Bu yüksek enerji, üzerindeki susamdan gelir, yağlı bir besin olan susam, simidin kalorisini artırır. 1 adet simit, yaklaşık olarak 4 dilim ekmeğe eşdeğerdir. Bu nedenle simit tüketirken simitle birlikte tüketmiş olduğunuz YAĞA DİKKAT!

Dümdüz bir karın için doğru davranışlar

Yemeği düşündüğünüzde aklınıza hemen, "Şu an aç mıyım?" sorusu gelsin

Çoğu zaman yerken hiç düşünmeyiz. Daha sağlıklı ve zayıf bir vücut için diyorum ki, ağzınıza attığınız her lokmada kendinize, "Neden yiyorum?" sorusunu sorun. Cevap olarak, "Açım da ondan" diyorsanız, yiyebilirsiniz, yediğiniz yiyeceği vücudunuz kullanır, yağlanmazsınız. Ama, "Zevkten yedim, gördüğüm için yedim, ısrar edildiği için yedim, ikram edildiği için yedim, stresten yedim, mutluluktan yedim" cümlelerini kuruyorsanız size geçmiş olsun derim. Çünkü yediğiniz o yiyeceğe aslında ihtiyacınız yoktu ve vücudunuzda depolandı, yani yağlandınız. O nedenle yeni sloganımızı hemen oluşturalım: "ACIKMADAN YEME! AÇLIĞINI ERTELEME!"

Her gece en az 6, ortalama 8 saat uyuyun!

Sağlıklı ve zinde bir vücut için gece uykusuna önem verin. Çünkü vücudun onarıcı hormonu olan melatonin akşam 21'den sonra salgılanmaya başlar, uyku sırasında doruk yapar, sabaha doğru azalır. Stres hormonu olan kortizol ise gece en düşük seviyesindedir. Sabaha karşı yükselir ve gün içinde yüksek seyreder. Eğer gece uyumazsanız melatonin yeteri kadar salgılanmaz ve kortizol hormonunuz yüksek kalır. Bu durum da dolaylı biçimde kan şekerini yükselteceği için kilo almanıza neden olur.

Yemekten önce bir şey yiyerek biraz frene basn

Kesinlikle sofraya aç oturmayın. Hatırlar mısınız çocukken annelerimiz ne derdi? "YEMEKTEN ÖNCE BİR ŞEY YEME DE YEMEĞİNİ YE!" Ben bu sözü değiştirdim, çünkü yıllar içine gördüm ki sofraya ne kadar aç oturursak o kadar çok yiyoruz.

O nedenle yeni sloganım şu:

"YEMEKTEN ÖNCE AÇLIĞINI BASTIR, YEMEKTE DAHA AZ YE!"

Favori yiyeceklerim ise yemekten hemen önce 1 kâse yoğurt, yarım adet greyfurt, 1 bardak ayran veya 1 fincan sütlü kahve olabilir.

Yemeğin suyundaki tehlikenin farkına varın!

Dünyanın hiçbir ülkesiyle kıyaslanamayacak kadar güzel tencere yemeklerimiz var gerçekten. Bu yiyecekleri az yağlı yapabilirsek mutfağımızda gerçek bir reform yapmış olacağız aslında. Ama ne kadar az yağlı yapsak da bu tencere yemeklerinin suyunda yağ birikiyor. Biz de yemeğin suyuna ekmek bandırmayı seven bir toplumuz ne yazık ki! Yani yemeğin en kalorili kısmı olan suyuna ve yağına ekmeği batırdığımızda daha çok ekmek yiyoruz, daha çok yağ yiyoruz ve vücudumuzu kalori bombardımanına tutuyoruz. Hep ne diyoruz, "BİR

İNSAN YAĞ YİYEREK YAĞLARINDAN KURTULAMAZ!" Yemeğin en kalorili, en yağlı kısmı da suyu olduğu için yemeğin suyundan uzak durun...

Meyve suyu yerine meyvenin kendisini yiyin!

1 bardak taze sıkılmış meyve suyunun içine en az 3-4 adet meyve girer. Yani 1 bardak meyve suyu 3-4 meyvenin kalorisine sahiptir. Oysa meyvenin kendisini yediğinizde daha çok lif ve posa alırsınız, 1-2 adet meyve ile de doyarsınız. Hem daha az kalori alırsınız, hem de posa sayesinde daha uzun süre tok kalırsınız.

Ne kadar ekmek yedin?

Bu soruya birçoğumuz hemen, "Ben zaten hiç ekmek yemem ki" şeklinde yanıt veririz. Ama farkında olmadığımız öyle ekmek kaynakları var ki... Haydi hep birlikte bu gizli ekmek kaynaklarını bir öğrenelim:

2 yemek kaşığı pilav = 2 yemek kaşığı makarna = 1 kepçe çorba = 1 küçük patates = 4 yemek kaşığı bezelye = 2 küp şeker = 1/8 yufka = 1 DİLİM EKMEK!

Tabii burada 1 dilim ekmekten kastımız da yaklaşık 25 gram gelen ince bir dilim ekmek.

Şimdi şöyle bir öğün düşünün:

6 kaşık tavuklu bezelye, yanında 4 kaşık pilav, yanında 1 kepçe çorba, salata ve yoğurt olsun. Bakınız bu öğünde görünürde hiç ekmek yok. Ama haydi hep birlikte görünmeyen ekmek dilimlerine bakalım:

6 kaşık tavuklu bezelye = 1,5 dilim ekmek
4 kaşık pilav = 2 dilim ekmek
1 kepçe çorba = 1 dilim ekmek
Salata ve yoğurtta ekmek yok.

Topladığımızda karşımıza tam 4,5 dilim ekmek çıkıyor. Bir de bu yemeğin yanında 2 dilim ekmek ve üzerine de muhallebi yediğinizi düşünün. Birden 4 dilim ekmek kalorisi de oradan geliyor ve siz bir oturuşta neredeyse 9 dilim ekmek yemiş oluyorsunuz.

O nedenle her öğünde yediklerinizin içindeki GİZLİ EKMEKLERİN farkında olun lütfen!

Önce gözünüzü doyurun!

Doymak her ne kadar mideyle alakalı bir olay gibi görünse de aslında daha çok ruhen tatmin olmaktır. Kişinin kendi kendine, aslında çok yemeden "ÇOK YEDİM" cümlesini kurabilmesi de kalıcı zayıflamada başarıya götüren altın yöntemdir. Yani ruhen tatmin olmanın yolu zihninizde çok yediğinizi kabul etmekten geçiyor. Peki bunun için ne yapacaksınız? Yani gözünüzü nasıl doyuracaksınız?

İşte size iki önemli püf noktası:

Küçük tabakta yiyin; gözünüz yemeği çok görsün. Haydi o zaman büyük servis tabaklarımızı tahtından indirelim, onun yerine pasta tabaklarını kullanalım.

Ana yemek yerine, salata, yoğurt, su, gibi yardımcı yemekler soframızda daha çok yer tutsun.

Metabolizmayı hızlandırmanın on kuralı

Hareketsiz yaşam, stres, tiroit bezlerinin düzensiz çalışması gibi bazı faktörler; kilo vermede etkisi büyük olan metabolizma hızını yavaşlatıyor. Metabolizma hızı yavaş insanlar günlük hayatlarında çok hareket etmiyor ve yanlış besleniyorlarsa daha fazla kilo sorunu yaşıyorlar. Metabolizmayı hızlandırmak için öncelikle metabolizma hızını iyi tanımak gerekiyor.

Metabolizma hızı kişiden kişiye farklılık gösterir. Metabolizma hızını belirleyen en önemli etken vücut kas dokusudur. Kas kitlesi arttıkça metabolizma hızı artar. O nedenle sporcuların, kas kitlesi kadınlara göre daha fazla olan erkeklerin metabolizma hızı daha fazladır. Aynı zamanda vücut yüzeyi ile de metabolizma doğru orantılıdır. Yani vücut büyüdükçe o vücudu çalıştırmak için gerekli olan enerji artar aslında. O nedenle fazla kilolu bir insanın normal kilodaki bir insana göre metabolizması daha hızlıdır. Özellikle zayıflama tedavisinde kişinin yemek programı metabolizma hızına göre belirlenir. Eğer bir kişiye zayıflasın diye metabolizma hızının çok altında bir beslenme programı yapılırsa, vücut yağ dokusu yerine kas dokusunu kaybeder, bu da metabolizma hızını yavaşlatır ve bu kişilerin tekrar daha fazla kilo alması gibi bir sorun ortaya çıkar.

Metabolizmayı hızlandıran on bilimsel öneri: Kola yerine ayran için, iyi uyuyun...

- Düzenli uyuyun. Gece en geç 24:00'te uyuyun, sabah en geç 07:00'de uyanın. Çünkü vücut kendini uykuda onarır.
- Düzenli olarak aerobik egzersizleri yapmayı alışkanlık haline getirin. Haftada en az 3 gün 45 dakikalık bir tempolu yürüyüş yapın.
- Ağırlık çalışmayı ihmal etmeyin. Metabolizma hızının en belirleyici faktörü kas dokusu olduğu için kaslarınızı da düzenli çalıştırın.
- Kola, gazoz gibi asitli ürünler yerine su için. Su insan vücudunun en önemli bileşenidir. İyi bir metabolizma, iyi bir dolaşımdan, bu da iyi bir boşaltımdan geçer. O nedenle günde 2-2,5 litre su içmeye özen gösterin.
- Size açlık sinyalleri gönderdiğinde mutlaka vücudunuza cevap verin. Açlığı ertelemek metabolizma hızını yavaşlatır. Küçük bir meyve bile yeseniz yeterli olur.
- Metabolizmayı en çok çalıştıran yiyecekler proteinlerdir. Beslenmenizde dengeli bir şekilde protein tüketin. Ancak hiç karbonhidrat almadan sırf protein tüketerek yapılan diyetler son derece yanlıştır. Bu tür diyetlerle hızlı kilo verilse bile, damar hastalığına yakalanma riskinin arttığı biliniyor.
- Az az, sık sık yemek metabolizmayı canlı tutuyor.
- Yemeklerinizin yanına eklediğiniz iki üç kaşık yoğurdun yüksek kalsiyum içeriği nedeniyle metabolizma üzerinde olumlu etkileri var.
- Lif oranı yüksek olan yiyecekler, özellikle taze sebze ve meyveler, kuru baklagiller ve tam tahıllı ürünleri de düzenli tüketmek gerekir.
- Yeşil çay için. Kahve ve çay, içeriğindeki kafein nedeniyle meta-

bolizmayı çalıştırır. Ancak çok fazla tüketilirse çarpıntı ve uykusuzluğa neden olabilir. Yeşil çayın antioksidan kapasitesi çay ve kahveye göre daha fazladır. Günde bir iki fincan yeşil çay tüketmek hem metabolizmayı hızlandırır, hem de yaşlanmaya gidiş sürecini yavaşlatır.

İncecik bir bel için bu 5 yanlışı yapmayın

Buzdolabı bağımlısı olmayın

evlerin gizli hazine sandığı buzdolapları göbek çevresi yağlanmanızın nedeni olmasın! Sevindiğinizde, üzüldüğünüzde, karamsarlık duygusuna kapıldığınızda hemen buzdolabına koşmayın. Duygusal çalkantılarınızı yemekle değil aktiviteyle tedavi edin. Diyelim ki buzdolabına koştunuz, eğer içinde yemeye değer bir şey olmazsa bu da yeme isteğinizin önüne geçebilir.

Buzdolaplarımızın içindeki bubi tuzaklarından kurtulmak için basit bir önlem:

Buzdolabına koyduğunuz yiyecekleri muhakkak içini göstermeyen kaplara saklayın ve ağzını sıkı sıkı kapatın. Aksi takdirde buzdolabının kapağını her açtığınızda bazı yiyecekleri direkt ağzınıza atarsınız.

Yemeği sadece çatalla veya kaşıkla yemeyin

Yemek sırasında çatal bıçak kullanmak yemeği daha yavaş yemeniz için çok iyi bir yöntemdir. Biliyorsunuz yavaş yemek, daha çok doygunluk sağlar.

Gözünüz televizyonda, eliniz atıştırma kâsesinde olmasın

İnsan üç duyusunu birlikte kullandığında birinin farkında olmuyor. Mesela televizyon seyrederken görme ve duyma duyunuzu sonuna kadar kullandığınız için tat alma duyunuzu ne kadar kullandığınızın farkında olmayabilirsiniz. Farkında olmadan da çok çok büyük porsiyonları yiyebilirsiniz.

Alışverişe aç gitmeyin

Yiyecek alışverişine aç gittiğinizde daha çok şey satın alırsınız.

Çünkü insanın ihtiyacı neyse onu görür. Aç gittiğinizde gözünüz hep yiyecek reyonlarında olur ve çok çeşitli abur cuburlar bile satın alabilirsiniz. Ben çoğu zaman alışverişe tok giderim ama aç gittiğimde de önce kendime bir ayran alırım. Ayranı içer, öyle alışveriş yaparım.

Uyumadan önce bir şeyler yemeyin

Uyurken nasıl ki beynimizi, hücrelerimizi dinlendiriyorsak, aynı şekilde mide ve bağırsak sistemimizi de dinlendirmemiz gerekiyor. Düşünsenize, uykuya gitmeden hemen önce ağzınıza bir şey attınız ve uyudunuz. Beyin uyudu, metabolizma yavaşladı, nefes alıp verişler düzene girdi ama mideniz, bağırsağınız, karaciğeriniz, pankreasınız, safranız mesaiye başladı. Bu durumda her ne kadar uyuyor görünseniz de aslında uyumuyorsunuz, yağlanıyorsunuz ve yaşlanıyorsunuz...

Yeme atağı ve şişmanlığın nedeni stres mi?

Kilo almanın en büyük nedenlerinden biri de stres ve yemek ilişkisidir. Birçok hastamın, "Stresli zamanlarımda beni en iyi anlayan, en yakın dostum buzdolabı"' dediğine şahit olmuşumdur. Ben de onlara, "O ikiyüzlü bir dost, dost görünen düşman aslında" derim. Peki ne oluyor da biz strese girdiğimizde soluğu buzdolabının önünde alıyoruz?

Aslında cevabı çok basit, biz stres karşısında yemek yiyerek mutlu olmayı öğreniyoruz. Bundan en çok da hormonlarımız sorumlu. Böbreküstübezlerinden salgılanan "KORTİZOL" hormonu stres karşısında vücudumuzu şişiriyor. Gerçekten streste şişlik hissetmemizin baş sorumlusu bu hormon. Hani bazılarımız hep şunu der ya, "Kortizonlu ilaç kullandım da şişmanladım", işte sürekli stres karşısında vücut da kortizol hormonunu sürekli salgılıyor ve sanki dışarıdan kortizonlu ilaç kullanmış gibi bizi şişiriyor. Çünkü kortizol hormonu yağlanmayı kolaylaştırıyor, ensülin direncini artırıyor, vücutta su tutuyor ve mutsuzluğumuzu daha da pekiştiriyor.

Peki, yemek yediğimiz zaman nasıl mutlu oluyoruz dersek? İşte burada da mutluluk hormonu "ENDORFİN" ve "SEROTONİN" devreye giriyor. Hele hele hamur işleri ve tatlılar bu hormonları daha fazla salgılatıyor. Ama size şunu net söyleyebilirim: "BU, YALANCI MUTLULUK!" Çünkü bu tür hamur işlerini ve tatlıları yediğinizde öbür taraftan kan şekeri de çok hızlı yükseliyor. Kısa bir süre kendinizi iyi hissediyorsunuz ancak hızlı yükselen kan şekeri de hızlı düşüyor ve bir süre sonra kendinizi öncesine göre daha yorgun ve daha mutsuz hissediyorsunuz.

Aman siz siz olun buzdolabının üzerine kocaman, "SEN DOST DEĞİLSİN!" yazın ve stres anında yiyecekten kaçın. Kendinizi bedensel ve zihinsel olarak yiyecekten koruyun.

Stresinizi küçük bir egzersizle yenmeye ne dersiniz?

Diyelim ki stresten gözünüz döndü, kan beyninize sıçradı, kalbiniz ağzınızda atıyor ve siz tırım tırım yemek aramaya başladınız... DURUN! Şimdi size önereceğim gevşeme egzersizini yapın.

1. adım: Mümkünse açık havaya çıkın. Gözlerinizi kapatın. Derin bir nefes alın ve yavaş yavaş verin. En az üç defa tekrar edin.

2. adım: Bir duvar kenarına geçip, iki elinizi duvara dayayın. Nefes alın, duvarı iterken nefesinizi verin. Bu arada kürekkemiğinizi birleştirip açın. Bu hareketi yaklaşık on kez tekrarlayın.

3. adım: Şimdi yere yatın. Ellerinizi başınızın üstünde birleştirin, bacaklarınızı da birleştirin, kendinizi 1 gibi hissedin. Sonra bacaklarınızı yanlara açarken ellerinizi de yanlara doğru yavaşça açın. Tıpkı uçar gibi yapacaksınız. Sonra tekrar 1 pozisyonuna gelin. Bu hareketi de on kere yapın.

Bu üç hareketi arka arkaya da yapabilirsiniz veya üçünden birini biraz daha çok tekrarla da deneyebilirsiniz.

Stresi tetikleyen, yedikçe yediren besinler

Basit şeker içeren yiyecekler hızlı ensülin salgılatır, kan şekerini ani yükseltir ve ani düşürür. Bununla birlikte paketli ve uzun ömürlü yiyecekler, içerdikleri katkı maddeleri nedeniyle doyma duygusunu yok ederler ve bunları da yedikçe daha çok yemek istersiniz. Aynı zamanda bunların tuz içerikleri de yüksektir; streste kortizol hormonu da yüksek olduğu için bu yiyecekler daha çok şişirir sizi. O nedenle benden size tavsiye, aşağıdaki yiyecekleri düşman olarak görün.

Tatlılar, çikolatalar, pastalar, kekler, kurabiyeler, cipsler, bisküviler...

Strese iyi gelen dost besinler

Streste çiğnemesi zor katı yiyecekler öfke duygunuzu bir miktar yatıştırabilir. Bunun için yıldız yiyecek "BEYAZ LEBLEBİ"dir. Bununla birlikte turp ve havuç da bu duyguyu tatmin eder. Kuru vişneyi de ayrıca tavsiye ederim. Hem kalorisi düşük hem de insanı gerçekten çok oyalayan bir besindir. Hücre temizleyici, yani antioksidan etkisi de oldukça yüksektir.

İçinde biotin, demir, C vitamini ve magnezyum bulunan yiyecekleri de tercih edebiliriz. Ceviz, kuru baklagiller, yeşil yapraklı sebzeler, kivi, kayısı bu yiyecekler arasında sayılabilir. Bunlar da öfke kontrolünü kolaylaştırır ve bizi sakinleştirir.

SÜT ve YOĞURT'a da ayrıca değinmek istiyorum; çünkü bu iki mucize besin içerdikleri laktik asit sayesinde vücudu gevşetirler. Kişiyi mutlu ederler. O nedenle stresli zamanlarınızda özellikle bu yiyecek gruplarını tüketmeyi unutmayın.

İşte size stres yönetimi yapan tarifler

Vücut rahatlatan dondurma

- ☺ 1 bardak yoğurt
- ☺ 2 adet muz
- ☺ 2 dilim kavun
- ☺ 10 adet çilek
- ☺ 10 adet kırılmış çiğ badem
- ☺ 1 yemek kaşığı bal

Yapılışı: Kavunları, çilekleri ve muzları rondoda püre haline getirin. Daha sonra bütün malzemeyi iyice çırpın ve buzlukta bekletin, donduktan sonra istediğiniz zaman yiyebilirsiniz.

Bu dondurmayı çocuklar da çok seviyor. Erişkinler içinse tam bir ilaç etkisi gösteriyor. Muzun ve kavunun içindeki potasyum damarları gevşetiyor, tansiyonu düşürüyor. Yoğurt laktik asidi ile vücudu dinlendiriyor ve gevşetiyor. Hem tatlı ihtiyacınıza cevap veriyor hem de gerginliğinizi azaltıyor.

Stresi yenen tatlı

- ☺ 10 adet kuru kayısı
- ☺ 10 adet kuru hurma
- ☺ 20 adet çiğ badem
- ☺ Hindistancevizi
- ☺ 1 çay bardağı su
- ☺ 2 yemek kaşığı pekmez

Yapılışı: Kuru kayısıları ve hurmaları sıcak suyla yıkayıp biraz yumuşatın, hurmaların kabuklarını soyun, çekirdeklerini çıkarın. Daha sonra aralarına badem ve ceviz yerleştirip tepsiye dizin. 1 çay bardağı suyu pekmezle karıştırıp meyvelerin üzerine dökerek kısık ateşte 10 dakika pişirin. Soğuyunca üzerine hindistancevizi serpip servis edin.

Stresliyim, her şeyi yemek istiyorum diyorsanız, işte size şişmanlatmayan

Stresi yok eden abur cubur

- ☺ 2 yemek kaşığı beyaz leblebi
- ☺ 10 adet çiğ badem
- ☺ 2 yemek kaşığı çekirdekli kuru vişne

Yapılışı: Tüm malzemeyi karıştırın; kendinizi stresli hissettiğinizde bu karışımdan 1 avuç yiyebilirsiniz. Sert ve çiğnemesi zor yiyecekler strese çok iyi gelir. İşte bu karışım da tam öyle!

Strese birebir çay tarifi

- ☺ 1 yemek kaşığı kurutulmuş papatya
- ☺ 1 yemek kaşığı kuru ıhlamur
- ☺ 1 yemek kaşığı kuru kuşburnu
- ☺ Birkaç rulo tarçın ve birkaç adet karanfil

Yapılışı: Tüm malzeme birlikte kaynatılır. Çay olarak tüketilir.

İştah atağının sebebi psikolojik mi, yoksa sorun şeker düşmesi mi?

Bazen hiç aç olmadığımızda da yemek yemek isteriz. Bazen ne kadar yesek de bir türlü tatmin olmayız yedikçe daha çok yemek isteriz. Bazen tatlı, tuzlu fark etmez, önümüze gelen her şeyi ağzımıza tıkarız. Bazen sıkılıp yeriz, bazen mutlu olup yeriz. Bütün bunlara rağmen ben diyorum ki, "LÜTFEN YEMEĞİ İHTİYAÇ İÇİN YİYİN!"

Peki, bunu nasıl anlayacağız dediğinizi duyar gibiyim. Öncelikle sizde yeme isteği yaratan sebebi iyi teşhis etmelisiniz; bu gerçek bir açlık mı, yoksa şekeriniz mi düştü ya da psikolojik bir atak mı yaşıyorsunuz?

Hipoglisemi açlığını anlamanın yolları

Yemekten hemen sonra enerjiniz düşüyorsa, halsizleşip bitkinleşiyorsanız, şöyle bir on dakika kestirsem ne güzel olur diyorsanız...

- Her yemekten sonra canınız tatlı istiyor, baklava tepsileri gözünüzün önünde uçuyorsa...
- İki öğün arası üç saati geçtiğinde sabırsızlanıyor, daha sinirli ve tahammülsüz oluyorsanız...
- Özellikle öğleden sonra üç dört arasında kendinizi daha da yorgun hissediyorsanız...
- Kilo vermekte güçlük çekiyorsanız, iradenize hiç hâkim olamıyorsanız...

EVET, SORUNUZ ŞEKER DÜŞMESİ OLABİLİR!

Peki, gerçekten bu semptomları yaşıyorsanız ne yapacaksınız? Öncelikle bir dahiliye uzmanına başvurmakta fayda var. Muayenelerle birlikte şeker yükleme testini yaptırmanız da gerekebilir. Bununla birlikte belki bir medikal tedavi de gerekebilir.

AÇLIĞINIZIN NEDENİ HİPOGLİSEMİ İSE YEME ŞEKLİNİZİ DEĞİŞTİRİN!

Bir kere çok klasik olacak ama hayatınızdan 3 beyazı çıkarın. UN, ŞEKER VE YAĞ! Hele hele beyaz un ve beyaz şekeri zehir olarak görün. Beyaz undan yapılan poğaçalar, açmalar, börekler, ekmekler bütün gün enerjinizi çeker, içinizi boşaltır. "ŞEKER ŞEKERİ DÜŞÜRÜR, DAHA ÇOK ŞEKER YEDİRİR!" cümlesini aklınızdan hiç çıkarmayın. İşe giderken kahvaltıyı özellikle poğaça, açma veya börekle ayaküstü geçirdiyseniz, o gün hiç doymayabilirsiniz. Benden söylemesi!

Öğünlerinizde mutlaka bir protein bulundurun. Et, tavuk, balık, yumurta, peynir gibi protein değeri yüksek yiyecekleri, tam buğday ekmeği ve sebze ile yediğinizde kendinizi daha enerjik hissettiğinizi göreceksiniz.

Hipoglisemide egzersizin çok büyük önemi vardır. Düzenli egzersiz vücutta resmen ilaç etkisi gösterir. Ensülin dengesizliğini giderir, yüksek ensülin seviyelerini düşürür. Her gün yaklaşık en az yarım saat tempolu yürüdüğünüzde yeme ataklarınızın daha az geldiğini göreceksiniz. Şeker değeri yüksek yiyeceklere daha az ihtiyaç duyacaksınız. En önemlisi sadece zayıflamakla kalmayacaksınız, aynı zamanda gençleşeceksiniz. Kilo fazlalığınız olsun olmasın derim ki, "HAREKET VÜCUDA BEREKET GETİRİR!"

Şeker dengeleyen kuru börülce salatası

- ☺ 1 su bardağı haşlanmış kuru börülce
- ☺ 2 dal ince doğranmış taze soğan
- ☺ 2 dal ince doğranmış taze sarmısak
- ☺ 1 avuç taze nane
- ☺ Yarım demet maydanoz
- ☺ 1 kâse sarmısaklı yoğurt

Yapılışı: Bütün malzemeleri karıştırın, üzerine pul biber serperek servis yapın.

Kuru börülce lif oranı yüksek, hem protein hem karbonhidrat içeren kuru baklagillerden, ilaç gibi bir besindir. Bu tarifte yeşillikler ve yoğurtla birleşince tokluk süresini daha da uzatıyor. Şekeri çok güzel dengeliyor.

Acıktırmayan sebzeli tavuk salatası

- ☺ 1 adet iyice haşlanmış ve didiklenmiş tavuk göğüs eti
- ☺ 1 demet ince doğranmış maydanoz
- ☺ 1 demet ince doğranmış taze nane
- ☺ Yarım demet ince doğranmış taze sarmısak
- ☺ 1 tatlı kaşığı karabiber
- ☺ 1 yemek kaşığı tatlı toz biber
- ☺ Yarım adet limonun suyu
- ☺ 1 yemek kaşığı zeytinyağı

Yapılışı: Tüm malzemeleri karıştırın. Güzel bir tabakta servis edin.

Bu salatada, gördüğünüz gibi, protein değeri yüksek olan tavuk etini kullandım. Şeker düşmelerini en iyi dengeleyen yiyecek grubu hiç şüphesiz proteinler ama ne diyoruz, "tek başına protein yemek" vücuda zarar verir. Bu salatanın yanına bir bardak ayran ve bir dilim tam buğday ekmeği yediğinizde çok uzun süre tok kalacağınızın garantisini verebilirim.

Tatlısız yapamıyorum diyen hipoglisemililer için

Meyve çikolatası

- 2 bardak yoğur
- 6 kaşık yulaf ezmesi
- 3 adet gün kurusu kayısı
- 2 adet kuru incir
- 1 yemek kaşığı yabanmersini
- 2 yemek kaşığı kakao
- 10 adet kırılmış çiğ badem
- Tarçın, hindistancevizi

Yapılışı: Karıştırma kabına yoğurdu koyun. Malzemeleri küçük küçük doğrayın ve güzelce karıştırın. Cam servis kabına koyun, buzdolabınızda 2-3 saat dinlendirin. Dilimleyerek servis yapın. Yerken üzerine tarçın ve hindistancevizi de serpebilirsiniz.

Portakal soslu muz

- 2 adet muz
- 2 su bardağı portakal suyu
- 1 yemek kaşığı nişasta
- Taze nane yaprakları

Yapılışı: Nişastayı soğuk suda eritin ve portakal suyuyla pişirerek koyulaştırın. Yuvarlak dilimlediğiniz muzların üzerine portakal sosunu dökün. Üzerini taze nane yapraklarıyla süsleyin.

Kabızlık şişmanlatır mı?

Metabolizmanın anahtarlarından biri de iyi çalışan bir boşaltım sistemi, yani bağırsaklarımız. Bağırsaklarımızın iyi çalışması için onları biraz yakından tanımakta fayda var.

Bağırsaklarımız vücudumuzun en hassas organlarıdır. Neredeyse beynimizdeki kadar sinir hücresine sahiptirler. Bir şeye kızdığımızda, üzüldüğümüzde kalbimiz kırıldı deriz ya aslında çalışmasını değiştiren, kırılan kalp olmaz. İlk tepki bağırsağımızdan gelir. Hemen çalışmasını yavaşlatır. Yavaşlayan bağırsakta gaz oluşumu kolaylaşır, ilk etapta gaz ve şişkinlik hissederiz. Sonrasında ise kabızlık kendini gösterir. Demek ki bağırsaklarımız mutluysa biz de mutluyuz demektir!

Bağırsaklarımızın ikinci en önemli özelliği, eğitilebilir organlar olmalarıdır. Bu nedenle her gün aynı saatte tuvalete oturarak bağırsaklarımızı aynı saatte dışkılama yapmaya alıştırmamız gerekir.

Aynı zamanda bağırsaklarımız, dışarıdan gelen uyarılara cevap veren organlarımızdır. Yani elimizle mekanik olarak bağırsaklarımız üzerine masaj yaparsak bağırsak çalışma hızımızı artırabiliriz. Ben buna "BAĞIRSAKLARIMIZI SEVME MASAJI" diyorum. Şimdi elinizi karnınızın üzerine koyun ve saat yönünde hafif bastırarak dairesel masaj yapmaya başlayın. Bu masaj bağırsak hareketinizi artırmak için tetikleyici olacaktır. Bu masajı gece yatağınıza yattığınızda, tuvalete oturduğunuzda ve günün herhangi bir saatinde sık sık yapabilirsiniz.

Hep ne diyoruz, sadece fazla yemek insanı şişmanlatmaz. Şişmanlığın nedenlerinden biri de KABIZLIK OLABİLİR Mİ?

- EVET, OLABİLİR. Çünkü bağırsaklar yavaşlarsa metabolizma da yavaşlar. Aynı zamanda bağırsak içeriği bağırsakta kaldığı sürece suyu çekilir ve tıkaç özelliği gösterir. O halde:

- EĞER zayıflamak istiyorsanız, bağırsak kanseri olmak istemiyorsanız, makat çevresinde yırtık, basur gibi sorunlar yaşamamak istiyorsanız bağırsaklarınızı doğru çalıştırmayı öğreneceksiniz...

AMA ÖNCE NEDEN KABIZ OLDUĞUNUZU BİR DÜŞÜNELİM İSTERSENİZ.

Kabızlığın en büyük 4 davranışsal nedeni:

1) Beslenmenizde yeteri kadar yağ almamak
2) Yeteri kadar su içmemek
3) Yeteri kadar lifli gıda tüketmemek
4) Gün içinde yeteri kadar hareket etmemek

Kabızlığı yenmek için neler yapacağız?

Yaşam tarzınızda bu önerileri dikkate alın!

✓ **Hareket edin!**

Birçoğumuz masa başında çalışıyoruz. Evde işleri aletler yapıyor, her yere araba ile gidiyoruz. Yani hareket edecek ne zamanımız var ne yerimiz. Ancak bu hareketsizlik sadece bağırsaklarımıza değil aynı zamanda kemiklerimizden tutun da kaslarımıza kadar bütün bedenimize zarar veriyor.

Hareketli bir yaşamı sadece kabızlığı yenmek için değil, uzun yaşamak, sağlıklı yaşamak, şeker, kalp hastası olmamak ve ideal kilomuza ulaşabilmek ve orada kalabilmek için de benimseyeceğiz. Sloganımız, "VÜCUDUNUZA BEREKETİ HAREKETLE GETİRİN!"

✓ **Su için!**

Çok duyduğunuz bir öneri, kabul ediyorum ama bazı bilimsel gerçekler değiştirilemez ve yaşam tarzı haline getirilebilmesi için sık sık tekrar edilmesi gerekir. Bu kitabı okurken bile bu önerinin sık sık tekrarlandığına şahit olacaksınız. Yine tekrar ediyorum, "SAĞLIK İÇİN SU İÇİN!"

Su içmek için susamışlık hissinizin gelmesini beklemeyin. Her gün 10 bardak su içmeye özen gösterin. Gün içinde suyu öğünlerinizde mutlaka tercih edin ve her yemekte 2 bardak için. Çünkü yemek yerken su içmek yeme hızınızı yavaşlatır, daha yavaş yemek yersiniz. Aynı zamanda su midenizde hacim ve tokluk oluşturur. En önemlisi yediğiniz yiyeceklerin bağırsak içinde iletilmesini kolaylaştırır.

Küçük bir uyarı: Su içelim, içelim ama fazlasının da zararlı olduğunu unutmayalım. Günde 4 litrenin üzerinde su içmek böbreklerinizi bozar. Aman dikkat! Her şeyin fazlası zarar!

✓ Yeteri kadar yağ kullanın!

Diyet yaparken az yağlı yemek de kabızlık nedenlerinden biridir. Ama zaten çevremizde gizli yağı yüksek o kadar çok yiyecek (peynir, zeytin, hazır *fast-food* türü yiyecekler, şarküteri ürünleri...) var ki, bu sorun çok sık çıkmaz karşımıza. Ama sağlıklı yağ almaya özen göstermek gerekiyor. Yağlar aynı zamanda kalori değeri çok yüksek yiyeceklerdir. Eğer kabızlığımı çözeyim diye bol bol yağ tüketirseniz şişmanlarsınız. O nedenle yeteri kadar yağ almaya özen göstermek gerekiyor.

Bunun için, sebze yemeklerinize, 1 kilo sebze için yalnızca 2 yemek kaşığı zeytinyağı ekleyin. Her öğünde bir kâse salata yiyin. Her salataya yalnızca 1 tatlı kaşığı yağ ekleyin.

✓ Dost meyveleri tanıyın!

Her gün mutlaka 2 porsiyon meyve tüketin. 1 porsiyon meyveyi Amasya elması büyüklüğünde düşüneceksiniz. Özellikle kivi, armut, kayısı ve erik bağırsak dostu meyvelerdir.

Patates, pirinç, beyaz un, muz, leblebi, bağırsak hareketlerinizi yavaşlatır. Kabızlık sorunu yaşıyorsanız bunlardan uzak durmakta fayda var.

✓ Sebzeleri baş tacı yapın!

Ne diyoruz, mucizeler sebzelerle başlıyor... Sebzeler hem zayıflama açısından hem de bağırsak sağlığı açısından mucize etkisi gösteriyorlar. Her türlü sebze, içerdiği lif açısından bağırsağı çok güzel çalıştırır. Bütün sebzeler faydalıdır ama bazıları biraz daha faydalıdır diyerek; KABAK, PIRASA, LAHANA ve YEŞİL FASULYE'ye sofralarınızda biraz daha fazla yer açın diyorum.

✓ Kabızlığa karşı etkili bir silah: hoşaf!

Hoşaflar da, bağırsaklar için çift yönlü iyilik yapıyorlar aslında. Özellikle kuru meyvelerle yapacağınız hoşaflar, kalsiyum açısından daha zengin. Kalsiyum zengini bu gıdalar, bir noktada kasılmayı uyararak bağırsakların çalışmasını daha düzenli hale getiriyorlar. Öbür taraftan gerçek bir lif deposu olan bu meyveler bağırsaklarımızda çok güzel hacim oluşturuyorlar.

Peki, meyveyi çiğ yemekle hoşaf yaparak yemek arasında nasıl bir fark var diye düşünüyorsanız, hemen anlatayım: Meyveyi hoşaf olarak yediğinizde su da içmiş oluyorsunuz. Suyun bağırsaklar için ne kadar önemli olduğunu da artık biliyorsunuz. Ama bir püf noktasına lütfen dikkat edin; hoşaf yaparken asla şeker kullanmayın! Meyvenin kendi şekeri var zaten. Karanfil ve tarçını farklı bir tat vermek için ekleyebilirsiniz.

✓ Probiyotik yoğurdu sevin!

Çünkü probiyotikler bağırsaktaki faydalı bakterilerin sayısını artırır. Bağırsak florasını iyileştirir. Bağışıklığı kuvvetlendirmenin yanı sıra bağırsak hareketlerini artırır.

✓ Ketentohumsuz asla!

Bağırsak problemi çekiyorsanız ketentohumsuz bir hayatı unutun. Her gün toplam 3 tatlı kaşığına kadar öğütülmüş ketentohumu tüketebilirsiniz. Ketentohumunu yoğurdunuza, salatanıza veya çorbanıza karıştırabilirsiniz. Hem lif açısından zengindir, hem de içerdiği omega-3 damar koruyucu etki gösterir.

Kabızlığa karşı tok tutan ve zayıflatan tarifler

İşte sizlere bağırsak dostu vitamin deposu tarifler...

Ispanaklı pırasa menemeni

Hem bağırsak çalıştırıyor, hem tok tutuyor

- ☺ 2 adet yumurta
- ☺ 1 adet uzun pırasa
- ☺ 1 avuç ince doğranmış ıspanak
- ☺ Birkaç dal maydanoz
- ☺ Karabiber, tuz

Yapılışı: Pırasaları ince ince doğrayın. 1 tatlı kaşığı zeytinyağında yumuşatın. Sonra yumurtaları kırın, ince doğranmış ıspanakla bir kapta iyice çırpın sonra tüm malzemeye karıştırın ve yağsız tavada alt-üst pişirin.

Bu tarifi ister öğlen veya akşam ana öğün olarak, ister sabah kahvaltısı olarak tercih edebilirsiniz.

Kabızlık çorbası

- ☺ 1 su bardağı kırmızı mercimek
- ☺ 1 çay bardağı yeşil mercimek
- ☺ 2 yemek kaşığı ince bulgur
- ☺ 1 adet kuru soğan
- ☺ 3 dal pırasa
- ☺ Yarım demet ıspanak
- ☺ 1 dilim balkabağı
- ☺ 1 yemek kaşığı zeytinyağı
- ☺ 1 yemek kaşığı kimyon

Yapılışı: Sebzeleri ince ince doğrayın, mercimekleri yıkayın, hepsini birlikte tencereye koyun, alabildiği kadar su ekleyin ve pişirin. Pişmeye yakın bulgurunu koyun. Bulgur yumuşayınca ağzını kapatın. Zeytinyağını ve kimyonu ekleyerek servis yapın.

Bu çorbayı yaparken tavuk kullanırsanız daha lezzetli olur. O zaman zeytinyağı eklemenize gerek yok. Ben bu çorbayı blendırdan geçirmiyorum, sebzeleri hafif tahta kaşıkla eziyorum. Böyle yapınca çorbayı içmiyorum, çiğneyerek yemiş oluyorum. Dolayısıyla çiğnediğim için yemek yemiş gibi hissediyorum, başka bir şey yeme ihtiyacı hissetmiyorum. Daha uzun süre tok kalıyorum.

Kabızlığa karşı kuru meyve şöleni

- ☺ 2 adet kuru incir
- ☺ 2 adet hurma
- ☺ 4 adet gün kurusu kayısı
- ☺ 1 yemek kaşığı yabanmersini
- ☺ 4 adet kuru mürdümeriği
- ☺ 1 yemek kaşığı kuru siyah üzüm
- ☺ 1 tatlı kaşığı çekilmiş ketentohumu
- ☺ 2 yemek kaşığı yulaf kepeği
- ☺ 1 su bardağı süt

Yapılışı: Bütün kuru meyveleri haşlayın ve sudan çıkardıktan sonra blendırda çekin. Süt ekleyip çekmeye devam edin. İçine ketentohumu ve yulaf ekleyip karıştırın ve tabaklara servis edin. Çok lezzetli olan bu karışımdan en fazla 4 kaşık yiyebilirsiniz. Afiyet olsun.

Kuru meyveler lif ve kalsiyum açısından zengindir. Bu tarifte neredeyse tüm kuru meyveler bir arada. Ketentohumu ve yulaf kepeğinin de lifini eklediğimizde tam bir sağlık deposu oluyor. Yaptıktan sonra üzerini güzelce süslediğinizde misafirleriniz için de çok güzel bir tatlı ikramı aslında.

Bağırsak yumuşatan çay

- ☺ 1 tatlı kaşığı tane kimyon
- ☺ 1 tatlı kaşığı rezene
- ☺ 1 tatlı kaşığı anason
- ☺ Birkaç parça adaçayı
- ☺ 1 tatlı kaşığı kuru nane

Yapılışı: Bu malzemeleri büyük bir fincana koyun, üzerine sıcak su ekleyin. 1 çay tabağı ile fincanın üzerini kapatın. 5 dakika demlendirin ve limon suyu da ilave ederek servis yapın.

Bağırsakların yıldız baharatı: gaz düşmanı kimyon!

Gaz ve şişkinlikle ilgili çok sık problem yaşıyorsanız, ne yesem ne içsem karnım patlayacak gibi oluyor, karın ağrısından, karın gurultusundan bıktım artık diyorsanız, sofralarınızda yer açacağınız mucize baharat KİMYON'dur! Kimyon, yediğiniz her yiyeceğin, içtiğiniz her içeceğin bağırsakta gaz oluşturucu özelliğini yok eder.

Kimyonu mümkünse tane olarak alın ve kullanmadan hemen önce öğütün ki içindeki iyi yağlar ve esanslar özelliğini kaybetmesin. Tam anlamıyla vücudunuza yarasın. Kimyonu ister yemeklerinizde öğütülmüş olarak, ister yemek sonrası çaylarınıza tane şeklinde atabileceğiniz gibi sadece kendisini de demleyerek çay olarak kullanabilirsiniz.

Bağırsak dostu pazılı, yulaflı mantar çorbası

Yüksek protein kaynağı, düşük kalorili bu çorba tok tutucu özelliğe sahip olduğu gibi gaz şikâyeti olanlara da iyi gelecek.

- ☺ 2 yemek kaşığı yulaf ezmesi
- ☺ 1 su bardağı süt
- ☺ 3 su bardağı su
- ☺ 1 diş sarmısak
- ☺ 1 paket mantar
- ☺ 5-6 dal pazı
- ☺ Biberiye, kekik, tuz
- ☺ 1 yemek kaşığı zeytinyağı

Yapılışı: Mantarları küçük küçük doğrayın, yağsız tavada suyunu çektirin. Yulaf ezmesini, süt ve suyu ekleyerek güzelce kaynatın. Kaynadıktan hemen sonra ince doğradığınız pazı yapraklarını ekleyin. Ezilmiş sarmısağı, baharatlarını ve yağını ekleyerek servis yapın.

Bağırsak dostu renkli salata

- ☺ 1 adet haşlanmış kereviz
- ☺ 1 dilim haşlanmış balkabağı
- ☺ 2 adet haşlanmış havuç
- ☺ 2 adet haşlanmış pancar
- ☺ Yarım adet limon
- ☺ 1 yemek kaşığı zeytinyağı
- ☺ 1 tatlı kaşığı kimyon, karabiber, pul biber

Yapılışı: Tüm haşladığınız sebzeleri küçük küçük doğrayın. Baharat, limon ve zeytinyağı ile harmanlayarak servis yapın.
Ben buna "KIŞ BOMBASI" diyorum. Kışlık sebzelerden hem bağışıklığımıza hem bağırsaklarımıza dost bir salata...

Hazmı kolaylaştıran naneli maydanoz salatası

- ☺ 1 demet nane
- ☺ 1 demet maydanoz
- ☺ Kimyon, sumak, karabiber, az tuz
- ☺ Limon

Yapılışı: Nane ve maydanozu ince ince doğrayın. Üzerine bol limon ve biraz da öğütülmüş tane karabiber, kimyon, sumak ile tuz serpin. Afiyet olsun.

Nane, mide dostu hazmı kolaylaştırıcı, su oranı yüksek bir sebze. Maydanozla birleşince ödem atmak konusunda çok daha etkili oluyor. Bu salatayı özellikle mide ve hazım problemleri yaşıyorsanız, şişlik hissediyorsanız, her tür yemeğinizin yanına yapın.

Gazdan kurtaran alternatif çay

- ☺ 1 yemek kaşığı rezene
- ☺ 1 yemek kaşığı kekik
- ☺ 1 tatlı kaşığı tane kimyon
- ☺ 1 tatlı kaşığı anason

Yapılışı: Bütün malzemeleri sıcak suyla demleyin. Yemeklerden sonra birer fincan içebilirsiniz.

Zencefilli limonata

- ☺ Küçük bir parça taze zencefil rendesi
- ☺ 1 adet limonun suyu ve bir adet portakalın suyu
- ☺ Yarım adet limonun kabuğu
- ☺ 1 tatlı kaşığı bal

Yapılışı: Meyve suyunuzun içine zencefil ve limon kabuğu rendesi koyun, taze nane yaprakları ile süsleyin. İsteğe göre bal da ekleyebilirsiniz. Ben balsız içmeyi tercih ediyorum doğrusu...

Hem bağırsak çalıştırır, hem bağışıklık kuvvetlendirir.

Gaz gideren çorba

- ☺ 2 adet patates
- ☺ 1 adet havuç
- ☺ 1 adet kuru soğan
- ☺ Biraz ıspanak
- ☺ Bir parça zencefil
- ☺ 1 tatlı kaşığı kimyon
- ☺ Tavuk suyu

Yapılışı: Tüm malzemeleri suda haşlayın, blendırdan geçirin. Afiyet olsun!

Bağırsak rahatlatan, metabolizma çalıştıran mantar

- ☺ 10-20 kültür mantarı
- ☺ 2 adet tatlı yeşil biber
- ☺ 2 adet tatlı kırmızı biber
- ☺ 2 adet sarı biber
- ☺ 2 adet yumurta
- ☺ 1 yemek kaşığı zeytinyağı
- ☺ 1 çay bardağı rendelenmiş dilpeyniri

Yapılışı: Biberleri ince ince doğrayın, az yağda çevirin, üzerine mantarları ilave edin. Mantarlar suyunu çekince yumurta ve dilpeynirini çırpıp üzerine ekleyin. Baharat olarak kekik ve kimyon kullanabilirsiniz.

Kabızlık çözücü formül

- ☺ 1 kâse yoğurt
- ☺ 1 tatlı kaşığı öğütülmüş ketentohumu
- ☺ 3 yemek kaşığı yulaf ezmesi
- ☺ 3-4 adet üryani eriği

Yapılışı: Bütün malzemeleri karıştırıp kâselere alın. Afiyet olsun.

Üryani eriğinin lif oranı çok yüksektir. İster bu formülün içinde kullanın, ister her sabah aç karnına 3-4 adet yiyin. Çok işe yaradığını göreceksiniz.

Bağırsak yumuşatan erikli yulaf

- 5 adet mürdümeriği
- 10 adet üryani eriği
- 1 yemek kaşığı yulaf kepeği
- 1 tatlı kaşığı ketentohumu
- Hindistancevizi

Yapılışı: Mürdümeriklerini ve üryani eriklerini haşlayın. Çekirdeklerini çıkarın ve çatalla ezin. Yulaf kepeği ile karıştırın, ketentohumu ekleyip yuvarlak toplar yapın. Üzerlerine hindistancevizi serpin.

Tavuklu kış sebzeleri

- Tavuk beyaz eti
- 1 dilim balkabağı
- 1 adet kereviz
- 1 adet patates
- 2 adet havuç
- 1 avuç ıspanak
- Soğan, sarmısak
- Pul biber, karabiber

Yapılışı: En alta tavuk etini, soğan ve sarmısağı koyun, üzerine kereviz, patates, havuç ve balkabaklarını yerleştirin, 1 yemek kaşığı yağ ekleyip pişirin, pişmeye yakın üzerine bolca kıyılmış ıspanak serpin. Baharatlarını ekleyerek servis yapın.

Lorlu kabak böreği

- 4 adet kabak
- 1 bardak lor peyniri
- Dereotu
- 1 adet yumurta
- 1 yemek kaşığı zeytinyağı
- Çöreotu

Yapılışı: Kabakları ikiye bölün. İçlerini çıkarın. Ayrı bir kapta lor peyniri, yumurta, dereotu, çöreotu ve zeytinyağını karıştırın. Kabakların içini doldurun. Yağlı kâğıtta fırına sürün.

Bağırsak dostu lahana çorbası

- 1 baş beyaz lahananın dörtte biri
- Bir baş kırmızılahananın dörtte biri
- 1 adet pırasa
- 1 adet havuç
- 1 çay bardağı kırmızı mercimek
- Az taze zencefil rendesi
- Tavuk suyu
- Karabiber, kimyon, az tuz, limon

Yapılışı: Tüm malzemeleri haşlayın, blendırdan geçirip karabiber, limon ve kimyon ekleyerek servis yapın.

Ödem deyip geçmeyin, önleminizi alın

Birçoğumuz zaman zaman yüzüklerimizin parmağımızı sıktığından, bazen ayakkabımızın ayağımıza dar geldiğinden, çorabımızın ayak bileğimiz çevresinde iz bırakmasından rahatsız oluruz. İnsanın yaşam kalitesini çok etkileyen bu durumda ödemden bahsediyoruz demektir. Birçoğumuz bunu vücut şişliği olarak tanımlarız.

Ödem, başta yüksek tansiyon, kalp, böbrek, karaciğer ve tiroit bezi hastalıkları sırasında ortaya çıkabilir. Ağrı kesici ilaçlar ve kortizon içeren bazı ilaçlar da kullanım sırasında ödemi tetikleyebilir. Bazen hiçbir nedeni olmadan da ortaya çıkabilir. Bu durum daha çok tuzdan ve karbonhidrattan zengin beslenme sırasında görülebileceği gibi özellikle kadınlarda her ay âdet öncesi döneminde artan progesteron hormonuna bağlı olarak da oluşabilir.

Hastalığa bağlı ödem tablosunda, ödem göz çevresinde, bacaklarda, karında ve ellerde olur. Ödem süreklidir. Beraberinde mevcut hastalığın varlığına göre halsizlik, yorgunluk, nefes darlığı, solukluk gibi şikâyetler de ortaya çıkabilir. Vücut genelde şiş ve parlaktır. Bacakların ön yüzüne parmak bastırıldığında çukurluk oluşur. Eğer şikâyetleriniz bu doğrultuda ise, mutlaka bir iç hastalıkları uzmanına başvurmanız, ödemin nereden kaynakladığı bulunduktan sonra tedavi olmanız gerekir.

Nedeni belli olmayan ödem şeklinde ise, ödem sürekli değildir. Kişinin yaşam tarzına bağlıdır. Uykusuzluk, âdet dönemleri, yağlı, tuzlu, karbonhidratlı yiyecekler ve alkollü içkiler ödemi artırır. Ödem gün içinde değişim gösterir. Beraberinde çok fazla sistemik yakınma yoktur. Hareket etme ve su içme ile şiddeti azalabilir.

Eğer siz de zaman zaman vücudunuzda şişlik hissediyorsanız, aşağıdaki önlemleri almanızda fayda var.

- Tuz oranı yüksek yiyeceklerden uzak durun. Peynir, zeytin, salamuralar, turşular, bulyonlar, şarküteri ürünleri, tuzlu bisküviler yüksek miktarda tuz içerir. Dikkatli olun.
- Taze ananas bromelin adlı bir madde içerir, doğal ödem söktürücüdür. Sabah aç karnına 1-2 dilim ve öğün aralarında tüketilebilir. Yine kivi, maydanoz ve terenin de ödem azaltıcı etkileri biliniyor.
- Probiyotik yoğurtlar ve kefir bağırsakta iyi bakteri oranını artırarak şişkinliği azaltır. Düzenli kullanımın faydası var.
- Su içmek çok önemli. İyi bir dolaşım sistemi iyi bir boşaltım sistemi ile birliktedir. Böbreğin ve bağırsağın iyi çalışması için günde 2-2,5 litre su tüketilmelidir. Bitki çaylarına karanfil eklenebilir.

- Alkol, gazlı içecekler, kafein oranı yüksek içecekler (çay, kahve) ve soda, şalgam suyu, tuzlu ayran gibi tuz oranı yüksek içeceklerden ödem şikâyeti olanlar uzak dursun.
- Çok fazla basit karbonhidrat tüketilmemelidir. Özellikle basit karbonhidratlar denilen beyaz un, şekerlemeler ve pirinç gibi gıdaların glisemik indeksi yüksektir. Şişkinlik yapabilir.
- Yağ oranı yüksek kızartmalar, soslar, şarküteri ürünleri de ödemi artırabilir.
- Gün içindeki aktivitenizi artırın. Ayaklarınızı yukarıda tutmaya özen gösterin. Masa başı işte çalışıyorsanız saat başı su molası verin, masanızdan kalkın, bir dolaşıp öyle çalışmaya devam edin. Masanızın altına bir yükseklik koyun ve ayağınızı onun üzerinde tutun.
- Kilo yönetiminize özen gösterin, fazla stresten uzak durun.

Ödem yapmayan yaz meyveleri tatlısı

- 1 adet şeftali,
- 2 dilim kavun
- 10 adet çilek
- 10 adet çekirdeği çıkarılmış kiraz
- 2 adet muz
- 1 yemek kaşığı bal
- Yarım çay bardağı süt
- Taze nane yaprakları

Yapılışı: Bütün meyveleri bal ve sütle birlikte rondodan geçirin. Meyve karışımınızı dondurma kuplarına koyun ve buzdolabında bekletin. Nane yapraklarıyla süsleyip servis yapın. Afiyet olsun.

Maydanozlu, ıspanaklı yoğurt çorbası

- 1 demet maydanoz
- Yarım demet ıspanak
- 1 çay bardağı haşlanmış nohut
- 2 su bardağı yoğurt
- 1 adet yumurta
- Yarım yemek kaşığı tam buğday unu
- Az tuz

Yapılışı: Yumurtayı, yoğurdu ve unu iyice çırpın. Üzerine su ekleyerek ayran kıvamına getirin. İçine haşlanmış nohudu da koyup, kısık ateşte sürekli karıştırarak pişirin. Piştikten sonra çok ince doğradığınız maydanoz ve ıspanağı ekleyin, bir taşım kaynatıp altını kapatın. Afiyet olsun.

Ödem söktüren çay

- 1 yemek kaşığı mısır püskülü
- 1 tutam maydanoz
- 1 tutam taze nane
- 1 yemek kaşığı kiraz sapı
- 1 yemek kaşığı rezene

Yapılışı: Bütün malzemeleri suyun içine atıp, çay gibi demleyin ve süzün. Günde birkaç fincan içebilirsiniz.

Pırasa

Kış aylarının vazgeçilmezi, soğangillerden olan pırasa mide ve bağırsak dostudur. Aynı zamanda zayıflamak isteyenlerin de can simididir. Çünkü gerçek bir lif deposudur.

Bağırsakları yumuşatır ve dışkılamayı kolaylaştırır. Basur şikâyeti olanlar pırasayı baş tacı yapsın, sık sık tüketsin.

Pırasa omleti

- ☺ 1 sap pırasa
- ☺ Yarım demet maydanoz
- ☺ 1 dilim ufalanmış beyazpeynir
- ☺ 1 adet kırmızı salçalık biber
- ☺ 2 adet yumurta
- ☺ Karabiber, pul biber, az tuz
- ☺ 1 tatlı kaşığı zeytinyağı

Yapılışı: Pırasayı ve kırmızı biberi küçük küçük doğrayın, 1 tatlı kaşığı zeytinyağında diriliği gidecek şekilde pişirin. Sonra yumurtalara beyazpeyniri, maydanozları baharatları da ekleyerek iyice çırpın ve tavadaki sebzelerin üzerine dökün. Kısık ateşte ağzını kapatarak 5-6 dakika pişirin. Söğüş domates ve salatalıkla servis yapın.

Tok tutan pırasalı pazılı börek

- ☺ 5 adet pırasa
- ☺ 3 adet yumurta
- ☺ 10 yaprak pazı
- ☺ 3 yemek kaşığı lor peyniri
- ☺ 1 yemek kaşığı yulaf kepeği
- ☺ Yarım çay bardağı süt
- ☺ Çeyrek demet maydanoz
- ☺ Az tuz, karabiber, pul biber

Üzeri için:

- ☺ 1 çay bardağı az yağlı rendelenmiş kaşarpeyniri

Yapılışı: Pırasa, pazı ve maydanozu incecik doğrayın. Lor peyniri, yulaf kepeği, süt ve yumurtayı derin bir kapta iyice karıştırın. Yağlı fırın kâğıdında fırın tepsisine yerleştirin. 200 derecelik fırında 15-20 dakika pişirin. Piştikten sonra üzerine az miktarda kaşarpeyniri serperek kızarması için 5 dakika daha fırında tutabilirsiniz. Afiyet olsun.

Balık köftesi

- 2 dilim somon veya 2 adet derisi alınmış, kılçığı çıkarılmış levrek veya çipura veya dilbalığı
- 1 adet küçük kuru soğan
- 1 adet yumurta
- 2 kaşık tam buğday unu
- 1 tutam taze nane
- 1 tutam maydanoz
- 1 tatlı kaşığı kimyon, tuz, karabiber

Yapılışı: Balığı, soğanı, nane ve maydanozla blendırda çekin. Yumurtayı kırın. Tam buğday unu ve baharatlarla karıştırarak köfte kıvamına getirin. 200 derecedeki fırında yağlı kâğıtta 30 dakika pişirin.

Meyveli, balkabaklı yağ yakan salata

- 1 dilim haşlanmış balkabağı
- 6-7 yaprak marul
- Yarım demet maydanoz
- 1 dilim beyazpeynir
- Yarım adet portakal
- Yarım adet greyfurt
- 1 adet kivi
- Az zeytinyağı
- Limon
- Az tuz

Yapılışı: Salata kâsenize, yıkayıp elinizle parçaladığınız yeşillikleri koyun. Üzerine balkabaklarını, greyfurt, kivi ve portakal dilimlerini yerleştirin. Salata sosunuzu dökün, peyniri ekleyerek servis yapın.

Tok tutan fıstıklı ıspanak

- 1 demet ıspanak
- 1 adet kuru soğan
- 1 su bardağı yoğurt
- 3 diş dövülmüş sarmısak
- Az tuz
- 20 adet çiğ yerfıstığı

Yapılışı: Soğanı çok az yağda pembeleştirin. Üzerine ince ince doğradığınız ıspanakları atın, çok az pişirin. Yemeğin altını söndürün. Sarmısaklı yoğurtla karıştırın. Ayrı bir teflon tavada yerfıstıklarını yağsız ve susuz olarak pembeleştirin. Soğuyunca kabuklarını soyun ve küçük parçalara ayırın. Yoğurtlu ıspanağınızı servis yaparken üzerine fıstıkları da ekleyin.

Muz soslu muz tatlısı

- ☺ 6 adet muz
- ☺ 1 çay bardağı yoğurt
- ☺ Taze nane yaprakları
- ☺ 1 yemek kaşığı bal

Yapılışı: Muzlardan birini soyun, blendırda yoğurt ve bal ile çekin. Diğer muzları parmak kalınlığında dilimler halinde kesin. Blendırdaki karışımı muzların üzerine dökün. Üzerini nane ile süsleyerek servis yapın.

Ballı, yoğurtlu ızgara ananas

- ☺ 5 dilim ananas
- ☺ 1 su bardağı yoğurt
- ☺ 1 yemek kaşığı bal
- ☺ Taze nane yaprakları
- ☺ 1 çay kaşığı toz tarçın

Yapılışı: Ananasları genişçe bir tavaya dizin. Alt-üst ızgara yapın.
Başka bir kapta yoğurdu balla karıştırın ve bu karışımı servis tabağına yayın. Izgara ananas dilimlerini yoğurtlu zeminin üzerine dizin. Üzerine de ince kıyılmış nane serperek servis yapın.
Aynı tarifi armut, elma ya da ayva ile de yapabilirsiniz. Yalnız bu meyveleri, ızgara yapmak yerine, 1 çay bardağı su ile içine karanfil, tarçın da serperek hafifçe haşlayın. Sonra ballı yoğurdunuzun üzerine dizip süsleyerek servis yapabilirsiniz.

Hızlı gıda sağlığımızı hızlı tüketir!
Yaşasın tencere yemekleri!

HAYDİ AİLECEK ZAYIFLAYALIM, SAĞLIKLI YAŞAYALIM
İŞE *FAST-FOOD*'DAN UZAKLAŞARAK, EVDE YEMEYE ÖZEN GÖSTEREREK BAŞLAYALIM

Yüzyıllar geçtikçe insanoğlunun yaşam şekli değişmeye başladı. Avcılık-toplayıcılıktan tarıma, tarımdan sanayiye geçildi derken, çoğalan insan nüfusunu doyurmak için özellikle son on yılda yiyeceklerin genetiği değiştirildi, hormonlar ve tarım ilaçları bolca kullanılır oldu. Tabii bunların sağlık üzerine olumlu ya da olumsuz etkilerini önümüzdeki yıllarda daha çok göreceğiz.

Bununla birlikte yeme içeriği ile birlikte yeme şeklimiz de çok değişti. Eskiden evde yapılan tencere yemeklerinin yerini beş dakikada kapımıza gelen ucuz hızlı yemekler aldı. Evden işe giden sefertasları unutuldu, iki dakikada hızla bulabileceğimiz hamburgerler, dönerler, pizzalar hepimizin baş tacı oldu. Bu bir nevi hepimizin işine geldi, mutlu olduk, artık yemek yapmaya zaman ayırmadan, yoğun iş temposunun ritmine kendimizi daha çok kaptırabilir olduk.

Ancak günler geçtikçe gördük ki bu hızlı yenen *fast-food* denen yemekler sağlığımızı da hızla yemeye başladı. Başta kilo sorunu olmak üzere, kan yağlarında yükselme, kalp-damar hastalıkları, bağırsak bozuklukları, karaciğer, şeker ve tansiyon hastalığı neredeyse herkesin ortak sorunu haline geldi. "Bana arkadaşını söyle, sana kim olduğunu söyleyeyim" atasözü, "Bana yediğini söyle, sana hastalığını söyleyeyim" atasözü ile yer değiştirir hale geldi.

Hızlı tüketilen bu hazır gıdaların en önemli ortak özelliği çok fazla yağ içermelerdir. Örneğin bir hamburgere baktığımızda iki dilim ekmek arasında bir dilim köfte vardır. Hamburgeri kötü bir yemek haline getiren bunlar değil, içindeki ve beraberindeki yüksek yağ içeren yiyeceklerle birlikte servis edilmesidir. Hamburgerin içine konulan köfte yağlı etten yapılan bir kıymadır. İçine ayrıca mayonez konur, bu da bir çeşit yağdır. Yanında yağda kızartılmış patatesle servis edilir. Patates kötü bir yiyecek değildir. Ancak yağın içine girdiğinde işte o zaman kötü hale gelir. Bir de yanında şekerli bir içecekle içildiğinde kalori bombası olur. Kan şekerimizi ve kan yağlarımızı hızla yükseltir. Uzun vadede sürekli tüketilirse damarlar üzerine çok zararlı etkileri olur.

Mesela bir dilim pizzayı incelediğimizde, bir dilim ekmek üzerine koyulan yağlı bir peynir, üzerine yağlı bir sos ve üzerine eklenen yağ oranı yüksek şarküteri ürünlerinden oluşur. Bu aslında yine bir nevi kolesterol bombasıdır. Bir insan oturduğunda en az iki üç dilim pizzayı şekerli bir içecekle birlikte tüketir. Bu da aynı şekilde, sürekli tüketim halinde, kan yağlarını yükseltir ve damarlar üzerinde harap edici etkisi olur.

Beslenmeyle ilgili araştırmalar arttıkça otuz yıl önceki mutfağın en sağlıklı mutfak olduğunu görüyoruz. Genetiği değiştirilmemiş, hormon kullanılmamış sebzeler-meyveler, doğada otlayarak büyüyen hayvanların etleri, doğal yumurtalar, sütler, mahalle bakkalları, annelerimizin tencerede yaptığı yemekler ve bu yemeklerin sefertasları içinde işyerlerine götürülmesi... Yeni yüzyılda yeni bir beslenme reformu yapalım, kendi yiyeceğimizi kendimiz pişirelim ve hazır gıdaları çok sık tüketmemeye çalışalım.

Sizce ilk şişman, anne mi?

özellikle bu soruyu sorarak başladım. Çünkü bir evde anne kilolu ise en az bir aile ferdi de kilolu oluyor. Yapılan bazı araştırmalarda eğer ebeveynler kilolu ise çocuğun kilolu olma riski yüzde 90'ların üzerine çıkıyor. Eğer ev halkının sağlıklı ve normal kiloda bir bedene sahip olmasını istiyorsak, önce biz anneler kendimizi değiştireceğiz ve mutfaklarımızda reform yapacağız.

Bugün ne pişirsem sizin de en büyük derdiniz mi?

Değişimin ilk başlangıcı mönü planlama olsun. Genellikle evdeki yemekleri hep annemizden öğrendiğimiz şekliyle yaparız. Ancak bizim geleneklerimizde sofralarımızda en büyük pay karbonhidratlara verilmiş. Karbonhidrat deyince ne anlıyoruz? Pilav, makarna, börek, tatlı, kek, ekmek, kuru baklagiller, kurabiyeler, patates... Düşünsenize, geleneksel yemeğimiz kuru fasulye, pilav, ekmek üçlemesi. Üçünün de karbonhidrat değeri çok yüksek. Bu yemeği hem öğlen hem akşam yediğinizde kuru fasulye yiyerek şişmanlamanız işten bile değil. Mesela fırında patatesli tavuk yapıyoruz, yanına pilav, önden çorba, çorbayla beraber ekmek, üstüne sütlaç yiyoruz ve biz neden şişmanlıyoruz diye soruyoruz. İşte bu kadar çok karbonhidratı üst üste yediğiniz için şişmanlıyorsunuz diye cevap vereyim.

Peki, mönü planlarken ne yapalım? Benden size tavsiye, tek çeşit yemek yapın. Salata, yoğurtla sofrayı zenginleştirin. Örneğin kuru fasulyenin yanına pilav yaptıysanız ayrıca ekmek koymayın, üstüne tatlı yemeyin. Mesela sadece etli kuru fasulye, yoğurt, salata, su ve 1 portakal yeseniz kuru fasulye, pilav ve ekmeğe göre daha iyi doyarsınız ve daha az karbonhidrat almış olursunuz.

Demek ki ne yapıyoruz, tek çeşit yemek yanına salata, yanına yoğurt, yanına bir iki dilim esmer ekmek ve üzerine 1 meyve planlaması yaparak mönü oluşturuyoruz. Karbonhidrat değeri yüksek yiyecekleri üst üste tüketmiyoruz.

Evin ilk şişmanından sonra sıra kimlere geliyor? Çocuklara mı, babalara mı?

Şimdi bir düşünün, yeme potansiyeliniz diğer aile bireylerininkinden ne kadar farklı? Bir kere market alışverişini, pazar alışverişini biz kadınlar yapıyoruz. Bazen satın aldıklarımızın da tadına bakmadan geçmiyoruz, evde yemeği biz yapıyoruz, yaparken tadına bakıyoruz. Sofrayı kaldırıyoruz, kalanlar çöpe gitmesin diye biz ağzımıza atıyoruz. Sonra bir bakıyoruz, evde şişmanlık yarışında ipi biz göğüslüyoruz...

Bu konuda size şunu söyleyeceğim; siz çöp tenekesi değilsiniz ve yemeği bir erkek gibi yiyeceksiniz. Düşünsenize, erkekler genelde yemeğin tadına bakmaz. Yemek saatinde sofraya oturur, yer ve doyunca kalkar giderler. İşte siz de böyle yiyeceksiniz. Yemeğin tadına bakmayacaksınız, kalanları mideye indirmeyeceksiniz!

Çok önemli bir püf noktası: "AYAKTA ATIŞTIRMAYACAKSINIZ!"

HAYDİ ANNELER! HEP BİRLİKTE MUTFAK REFORMU YAPALIM! İŞE KENDİMİZDEN BAŞLAYALIM! BÜTÜN EV HALKINA SAĞLIKLI BİR VÜCUT HEDİYE EDELİM.

Yemek konusunda çocukları mutlu etmek adına yapılan 5 hata

✓ Hep çocukların sevdiği yemekleri mi yapıyorsunuz?

Çocuklar pilav, makarna, ekmek, börek ve tatlı türü karbonhidratları çok sever. Ancak biz onların kölesi olup her dediklerini yapmayacağız. Onların iyiliği için bu tür karbonhidrat oranı yüksek yiyecekleri üst üste pişirmeyeceğiz. Tek çeşit yemek yapmaya çalışacağız, her yemeğin yanına ayrıca makarna, pilav pişirmeyeceğiz.

✓ Ne kadar yağ, tuz koyuyorsunuz?

Yağ ve tuz konusunda cimri olacağız. Çocuklar bilinçsizce yemeklerine tuz eklerler, kuzun tadını çekici bulurlar. Biz ne yapacağız? 1 kilo sebze yemeğine 2 yemek kaşığından fazla yağ koymayacağız. Et koyduğumuz yemekte ayrıca yağ kullanmayacağız. Tuz konusunda hep cimri olacağız. HAYDİ HANIMLAR! DEVİR EKONOMİ DEVRİ, SİZ DE YEMEK YAPARKEN MALZEMEDEN ÇALIN!

✓ Nasıl sunuyorsunuz?

Yemeği küçük tabaklarda servis yapacağız. Çünkü küçük tabakta yemek çok yedim hissiyatı oluşturur. İnsanın gözünü doyurur. Bundan sonra büyük servis tabaklarını misafire, küçük tabakları kendimize çıkaracağız.

✓ Ye diye ısrar ediyor musunuz?

Asla ısrar etmeyin! Artık "tabağındakini bitir" devri bitti. Çocuğun istemeden, acıkmadan yemesi konusunda ısrar etmeyin. Ben evde çocuklarımın önüne yemek koyduğumda şu cümleyi kuruyorum: "HEPSİNİ YEMEK ZORUNDA DEĞİLSİN!" Çünkü ısrar, çocuğun daha çok yemesine neden olur ve bir bakarsınız ki çocuğunuz obez olmuş!

✓ **Acıkmadan yediriyor musunuz?**

Çocuğunuza acıkmadan yemesi konusunda ısrar etmeyin. Çocuğunuzu başka çocuklarla kıyaslamayın. Tıpkı erişkinlerde olduğu gibi herkesin metabolizması kendine ve çocuklar için de durum farklı değil. Hele hele bazı çocuklarda mide boşalma süresi daha uzun olabilir. O nedenle çocuğunuzun boy uzaması normalse kilosuna çok takılmayın.

✓ **Çocuğunuz hareket ediyor mu?**

Bilgisayar karşısında hayatını kaybeden çocuklar var! Çocuğumuza daha az televizyon, daha az bilgisayar kullandıralım, çocuğumuzu harekete teşvik edelim. Ben kendi çocuklarıma, hafta içi 1 saat, hafta sonu 1 saat TV veya bilgisayar izni veriyorum. Size de çocuğunuza bilgisayar ve TV izleme süresi konusunda sınırlama koymanızı tavsiye ederim. Sürekli TV izlemek ya da bilgisayarda vakit geçirmek çocukta aynı zamanda sosyalleşmeyi de öldürüyor diye düşünüyorum.

SİZCE AİLEYİ BİR ARAYA TOPLAYAN ÖĞÜN HANGİSİ OLSUN? MUTFAK REFORMU SADECE İÇERİK DEĞİŞİMİ İLE OLMAZ, ÖĞÜN ZAMANLAMASINI DA DOĞRU YAPALIM.

Evde öğün reformu yapmanız konusunda işte size önerilerim:

✓ Lütfen artık aile öğününüz sabah kahvaltısı olsun. En sevdikleriniz için yarım saat daha erken kalkmaya ne dersiniz? Günün en önemli yemeğini kendi ellerinizle hazırlayın ve bütün aile sabah kahvaltısında bir araya gelin. Akşam yemeği için de, bence evin babasının işten gelmesini bekleme, hep birlikte sofraya oturma geleneğini yavaş yavaş değiştirelim. Şöyle diyelim, "ERKEN GELEN ERKEN YER, SONA KALAN NE BULURSA ONU YER!" Şaka değil! Yani geç gelen kocanıza da illa yemek yemesi konusunda ısrar etmeyin. Hatta kendisi istemiyorsa siz teklif bile etmeyin.

✓ Gerçekten artık akşam yemeğinin geç yenmesinin sadece şişmanlamaya değil, yaşlanmaya da sebebiyet verdiğini biliyoruz. Hele hele küçücük çocuklarımızı, "Baba gelecek, öyle yiyeceğiz" deyip saatlerce aç bekletmek ve baba gelip geç saatte yemek yendikten hemen sonra da uykuya göndermek hiç doğru değil.

- ✓ AKŞAM YEMEĞİNDEN SONRA ÇAY-KEK-MEYVE-ÇEREZ FASLINI KALDIRALIM.
- ✓ Vücudun en az ihtiyaç duyduğu öğün akşam yemeğidir. Biz ne yapıyoruz? Kallavi bir akşam yemeği yemekle de kalmıyoruz. Yemekten hemen sonra da yemeye devam ediyoruz. Gelsin çaylar, kurabiyeler, kekler, çerezler, meyveler. Durun! Artık kendinizi daha fazla zehirlemeyin. Akşam yemeğinden sonra şekersiz bitki çayı hariç hiçbir şey yiyip içmeyin.

Eşinizin kilo kontrolünü işte de yapmak ister misiniz?

Evde önerilerim doğrultusunda önlemlerinizi aldıysanız, ailecek kilo kontrolü yapmaya başladınız demektir. Peki eşinizi işyerinde nasıl kontrol edeceğinizi biliyor musunuz? Eğer eşinizin çantasına şu önereceğim ara öğün seçeneklerinden hazırlayıp koyarsanız, işte eşinizin hem çok acıkmasını önlersiniz hem de abur cubur yemesinin önüne geçersiniz.

1. seçenek: 4 yemek kaşığı leblebinin yanına 1 adet elma koyun.
2. seçenek: 3 adet kuru kayısının içine 2'şer adet fındık gömün.
3. seçenek: 5 adet mürdümeriğinin içine 2'şer adet çiğ badem gömün.
4. seçenek: 3 adet kuru hurmanın içine yarımşar ceviz gömün.
5. seçenek: 1 avuç kuru mor üzümün yanına 6 adet çiğ fındık koyun.

Kuru meyve ve yağlı tohumları bu şekilde bir arada kullanıp atıştırmalıklar hazırladığınızda eşiniz yemek yemeyi unutsa bile bunlardan atıştırır, bir sonraki yemek vaktinde deli gibi acıkmış olmaz.

Ders çalışan çocuğunuza zihin açıcı atıştırmalıklar

Ben küçükken zihnim açılsın diye annem bana ders çalışırken akideşekeri yedirirdi. Ancak tabii biz o zamanlar aynı zamanda sokakta oynayan çocuklardık. Yani yediğimizi yakıyorduk. Ancak şimdiki çocuklara ben "KAFES ÇOCUKLARI" diyorum. Hareket alanları ne yazık ki daha dar ve envai çeşit abur cubur etraflarını sarmış durumda. Peki çocuğunuz sizden ders çalışırken bir şey istediğinde ne vereceksiniz?

İşte size tavsiyelerim:

- Yarım adet yeşil elmayı ve yarım adet portakalı küp küp doğrayın, üzerine 4-5 adet kırılmış çiğ badem serpin.
- 1 su bardağı patlamış yağsız mısırla 1 çay bardağı taze sıkılmış nar suyunu birlikte servis yapın.
- 1 adet turp, 1 adet havuç, yarım adet kırmızı elmayı şekilli doğrayın, birkaç damla limon suyu serperek servis yapın.
- 1 adet muzu küçük küçük doğrayın, 1 tatlı kaşığı kakao ve 2 adet dövülmüş ceviz serperek servis yapın.
- Ders çalışma masasına kuru meyve tabağı da koyabilirsiniz. Ama bir şartım var, koca bir kâse koymayacaksınız. Mesela 1 adet kuru kayısı, 1 adet kuru incir, 1 adet mürdümeriğinin yanına 5-6 adet çiğ fındık koyabilirsiniz.

Sağlıklı bir sabah kahvaltısı için masanıza koyacaklarınız

Az yağlı beyazpeynir, dilpeyniri, çökelek, zeytin, 1 adet kayısı kıvamında haşlanmış yumurta, tam buğday ekmeği, bol yeşillik, domates, salatalık, yeşil biber.

Kahvaltı masanızdan bunları kaldırın lütfen!

poğaçalar, açmalar, börekler, patates kızartmaları, salam-sosis-sucuk, tereyağı, kaymak, zeytinyağı, reçel, marmelat.

Ailecek seveceğiniz sağlıklı tarifler

Meyveli ev dondurması

- 1 kâse yoğurt
- 1 adet muz
- 10 adet çilek
- 1 yemek kaşığı bal
- 1 tatlı kaşığı kakao

Yapılışı: Yoğurt, muz, çilek, bal ve kakaoyu blendırdan geçirin. Küçük şekilli kaplara koyduktan sonra üzerine çay kaşığı saplayın ve buzluğa koyun, çocuklar dondurma istediğinde güvenle verebilirsiniz.

Tam bir c vitamini deposu

Yağ yakan semizotu salatası

- Yarım demet semizotu
- 1 adet kivi
- 1 adet portakal
- 1 adet greyfurt
- Yarım yemek kaşığı zeytinyağı
- 1 limon
- 5-6 adet çiğ badem
- Tuz

Yapılışı: Semizotunu yıkayıp iri iri doğrayın. Kiviyi, greyfurtu ve portakalı soyup küp küp doğrayın, bademlerle birlikte semizotu ile harmanlayın. Sosunu ekleyip servis edin. Afiyet olsun.

Proteinli enginar

- 4 adet enginar
- 200 gram kadar beyaz tavuk eti
- 2 adet havuç
- Yarım demet taze soğan
- 2 adet kabak
- Yarım demet dereotu
- Az tuz, pul biber
- 2 yemek kaşığı zeytinyağı

Yapılışı: Enginarları ve kabakları küp küp irice doğrayın, 2 yemek kaşığı zeytinyağı döktüğünüz tencerenizin dibine tavuk etlerini kuşbaşı doğrayıp yerleştirin. Tavukların üzerine küp küp doğradığınız enginar, kabak ve havucu koyun. Üstüne taze soğan ve dereotunu da ince ince kıyıp serpin. Tuzu ve 5-6 damla limon suyunu karıştırıp yemeğin üstüne dökün, yaklaşık 30 dakika pişirin. Sıcak servis yapın.

Hanımlar, yoksa bel çevresi yağlanmanızın suçlusu kabul günleriniz mi?

Biz hanımların en sevdiğimiz sosyalleşme araçlarımızdan biri de kabul günlerimiz. Haftada, on beş günde veya ayda bir yaptığımız bu periyodik toplantılarda dostlarımızla, arkadaşlarımızla buluşuruz, güzel sohbetler ederiz, birbirimize içimizi dökeriz, birbirimize nasihatlerde bulunuruz ve psikolojik açıdan da güzelce bir rahatlarız.

Ancak bu güzel paylaşımları yaparken de hiç farkında olmadan bin bir türlü yiyeceği mideye indiriveririz. Bazılarımız kilo alacağımız endişesiyle böyle toplantılara istemeye istemeye gider, bazılarımızın da hiç umurunda olmaz, güle oynaya gider. Ama sonuç her iki taraf için de ertesi gün yaşanan bir pişmanlık olur.

Mutfaklarımızda reform yaparken belki de en büyük reformu işte bu kabul günlerimizde yapmamız gerekecek. Önce biz değişimi başlatacağız, sonra arkadaşlarımıza da örnek olarak hep birlikte daha sağlıklı vücutlara kavuşacağız.

İşte size kilo aldırmayacak kabul günleri için 10 öneri

1- Kabul günlerinizde arkadaşlarınızla bir sonraki toplanmayı planlarken her defasında mutlaka mönü içeriğini de konuşun.

2- Ne kadar çok çeşit yaparsam o kadar iyi ev sahibi olurum fikrinden vazgeçin. Birbirinin aynısı onlarca çeşit olacağına herkesin çok bilmediği birkaç farklı tarifin daha fazla beğeni toplayacağını unutmayın.

3- İkramlıkları hazırlarken malzemeden çalın. Yağı, şekeri, tuzu ve unu az kullanabileceğiniz tarifler bulmaya çalışın.

4- Kendiniz yemekten hoşlanmadığınız geleneksel yüksek kalorili yiyecekleri, ayıp olur diye arkadaşlarınıza ikram etmeyin.

5- Misafirlerinize yemeleri konusunda asla ısrarcı olmayın.

6- İkramlarınızı herkesin tabağına siz koymayın. Servis tabaklarını yemek masasına koyun. Bırakın herkes istediği kadar alsın.

7- Servis tabaklarınızı küçültün. Pasta tabağı koyun.

8- İkram edilecek yiyeceklere geçmeden önce misafirlerinize kahve veya bitki çayları içirin. İştahlarını kapatın.

9- İkramlıklarınızda hamurlu, unlu, yağlı, şekerli yiyecekler yerine sebzeleri, salataları, yoğurtlu ve meyveli tarifleri kullanmaya çalışın. (Benim önerdiğim tarifleri de kulaklarımı çınlatmak koşulu ile uygulayabilirsiniz.)

10- Gizli kalori kaynağı içeceklere de ayrıca dikkat edin. Hazır meyve suları, şekerli gazlı içecekler, alkollü içecekler yerine çay, bitki çayı, taze meyve ile hazırlanmış meyve suları, su veya doğal madensuyu ikram edebilirsiniz.

Kabul günlerinde en çok hazırlanan yanlış yiyecekler

Genellikle kabul günlerimizde hamuru bol şu ikramlıkları yan yana yaparız: Suböreği (tamamen un ve yağ dolu bir börek), patates salatası, zeytinyağlı sarma, poğaça, kurabiye, kek, kısır, hepsinin üzerine de revani... Nasıl, hiç de yabancı gelmedi bu mönü kulağınıza değil mi? Bakın ne sebze, ne et, ne yoğurt, ne meyve, hiçbir şey yok. Bol bol un, yağ, şeker, tuz var!

BEN KABUL GÜNLERİMDE NE İKRAM EDİYORUM DİYE MERAK EDİYORSANIZ...

Ben de kabul günlerini, misafirlikleri çok severim. Boş vakitlerimde haftada en az bir kez arkadaşlarımla buluşurum. En çok da evde buluşmayı severim. Ya biz gideriz, ya onlar gelir. Ama en çok da ben davet etmeyi severim. Hatta her hafta sonu çocuklar genellikle, "Anne bugün bize kim geliyor?" diye sorarlar.

İşte size benim kabul günlerimde ikram ettiğim yiyecekler:

YAZIN: Patlıcan salatası, domatesli biber közlemesi, yoğurtlu kabak, fırında domates soslu top köfte, 1 çeşit yufkası az, malzemesi bol börek, meyve salatası ve tariflerimdeki tatlılardan biri.

KIŞIN: Yoğurtlu kereviz salatası, elmalı pancar salatası, fırında karnabahar, 1 çeşit yufkası az, malzemesi bol lor peynirli börek, sebzeli tavuk salatası (bazen vaktim yoksa tavukları bütün olarak pişmiş alırım, derisini soyarım, etleri didikleyip bol baharatla tatlandırarak da servis yaparım), ıspanak kısırı (ıspanağı, narı bol, bulguru az), mevsim meyvesi ve balkabağı ile yapılmış benim tariflerimden bir tatlı.

İşte görüyorsunuz, yazın yaz sebzeleri, kışın kış sebzeleri ile hazırladığım, sebzesi, yoğurdu, meyvesi bol; unu, şekeri, yağı az tariflerimi kullanıyorum kendi kabul günlerimde de. Size de tavsiye ederim. İster hepsini yapın, ister iki üç çeşidini yapın. Dostlarınızın çok memnun kalacağının garantisini verebilirim.

Düşük kalorili kabul günü tarifleri

Tavuklu tokluk salatası

- 1 adet haşlanmış ve didiklenmiş tavuk göğüs eti
- Yarım demet doğranmış dereotu
- Yarım adet ince kıyılmış atom marul
- 250 gram yoğurt
- 4-5 diş sarmısak
- Pul biber, karabiber

Yapılışı: Tüm malzemeleri karıştırın, üzerine pul biber serperek servis yapın.

Hafif elmalı mozaik

- 6 adet kırmızı elma rendesi
- Yarım çay bardağı dövülmüş ceviz
- Yarım çay bardağı dövülmüş çiğ badem
- Yarım çay bardağı dövülmüş çiğ fındık
- Tarçın, birkaç parça dövülmüş karanfil
- Yarım paket diyet bisküvi
- 2 yemek kaşığı kakao, hindistancevizi

Yapılışı: Elmalar ve cevizi birlikte hafif pişirin. Üzerine diyet bisküvi, ceviz, badem, fındık, kakao, tarçın ve karanfili ekleyin. Yuvarlak toplar yapın. Üzerini hindistancevizi ile süsleyin.

Lorlu kırmızı biber böreği

- 4 adet tüm kırmızı biber
- 1 su bardağı lor peyniri
- 1 adet yumurta
- Yarım demet ince doğranmış maydanoz
- 1 yemek kaşığı çöreotu

Yapılışı: Kırmızı biberleri ikiye bölün, çekirdeklerini çıkarın, içine lor peyniri, maydanoz ve yumurtayı karıştırarak yaptığınız malzemeyi koyun, fırında 200 derecede 25 dakika pişirin.

Hamur işinden vazgeçemeyenlere!

En en sevdiğimiz alışkanlıklarımızdan biri hamur işleri... Ben vazgeçemiyorum, illa da yiyeceğim diyorsanız, işte size aslında tam hamur işi olmayıp da hamur işi gibi görünen tarifler...

Tatlı ihtiyacına birebir pasta

- ☺ 15-20 adet kuru hurma
- ☺ 10-15 adet kuru kayısı
- ☺ 1 yemek kaşığı kakao
- ☺ 10 adet dövülmüş badem
- ☺ 2 adet dövülmüş ceviz
- ☺ 1 yemek kaşığı hindistancevizi
- ☺ 1 tatlı kaşığı tarçın

Yapılışı: Hurma ve kayısıyı haşlayın, hurmanın çekirdeğini çıkarın, zarını soyun, kayısı ile birlikte rondodan geçirin. Kakao, tarçın, badem ve cevizi ilave edin, tüm malzemeyi yuvarlayarak streç filme sarın, buzdolabında bekletin, servis yaparken üzerine hindistancevizini serpin.

Hamursuz mantı

- ☺ 4 adet kabak
- ☺ 4 adet havuç
- ☺ 1 kâse yoğurt
- ☺ 3 diş sarmısak
- ☺ 200 gram kıyma
- ☺ 1 adet kuru soğan
- ☺ 1 yemek kaşığı sumak
- ☺ Kuru nane, karabiber

Yapılışı: Kabak ve havuçları yuvarlak doğrayın, buharda haşlayın. Kıymayı soğanla birlikte kavurun. Sarmısaklı yoğurt hazırlayın. Kabak ve havuçları tabağın altına yerleştirin, üzerine sarmısaklı yoğurt dökün, kavrulmuş kıymayı en üste koyun, nane ve sumakla süsleyerek servis yapın.

Kabaklı börek

☺ 4 adet kabak	☺ 200 gram az tuzlu beyazpeynir
☺ 3 adet yumurta	☺ 1 yemek kaşığı zeytinyağı
☺ Yarım demet maydanoz	☺ Pul biber
☺ Yarım demet dereotu	☺ 1 adet yufka

Yapılışı: Kabakları rendeleyin, iyice suyunu sıkın. Yufkayı ince ince doğrayın, dereotu ve maydanozu doğrayın, peyniri rendeleyin ve tüm malzemeleri karıştırın. Yağlı kâğıtta fırında 200 derecede 35 dakika pişirin.

Çok fazla hamur işi yediğinizde

Sindirime yardımcı içecek

☺ 1 yemek kaşığı kekik	☺ 1 yemek kaşığı yeşil çay
☺ 1 yemek kaşığı rezene	☺ Yarım adet limonun suyu

Yapılışı: Bitkilerin üzerine kaynar su ekleyin, 5 dakika bekleyin, üzerine limon sıkıp sıcak olarak için.

Çok hamur işi tükettiğinizde ertesi gün diyeti

SABAH: 1,5 adet yumurtayı 5-6 dal kıyılmış maydanoz ile çırparak omlet yapın. Yanında domates, salatalık, biber ve yeşil çay içerek kahvaltı yapın.

ÖĞLEN: 2 dilim ekmek, 5-6 yemek kaşığı etsiz sebze yemeği, 1 kâse cacık.

ARA: 1 kâse yoğurt, 1 adet armut, 10 adet badem.

AKŞAM: 1 kâse sebze çorbası, 1 adet fırında tavuk baget veya balık, çobansalatası.

Şişmanlatmayan kurabiye

- 10 adet gün kurusu kayısı
- 10 adet kuru hurma
- 2 yemek kaşığı kuru mor üzüm
- 10 adet mürdümeriği
- 2 adet yumurta
- 1 çay bardağı süt
- 20 adet kırılmış tuzsuz çiğ badem
- 1 tatlı kaşığı tarçın
- Alabildiği kadar yulaf ezmesi

Yapılışı: Kuru meyveleri haşlayın, yumurta ve sütle karıştırın, badem, tarçın ve yulaf ezmesi koyarak hamur kıvamına getirin. Yumurta büyüklüğünde parçalar koparıp yağlı kâğıdın üstüne yerleştirin ve fırında 200 derecede 30 dakika pişirin.

Tok tutan gözleme

- 1 adet yufka
- 1 adet haşlanmış tavuk göğüs eti
- 1 adet kabak
- 1 adet çok ince doğranmış pırasa
- 2 adet közlenmiş kırmızı biber
- Yarım demet maydanoz
- Karabiber, toz kırmızı biber

Yapılışı: Haşlanmış tavuk etinin üzerine, rendelenmiş kabağı iyice suyunu sıkarak koyun. Çok ince doğranmış pırasa ve közlenmiş kırmızı biberi de içine doğrayın, maydanoz ve karabiberi ekleyin. Malzemeyi yufkanın içine koyun ve tavada alt-üst pişirin.

İncelten köfte

- Yarım kilo yağsız kıyma
- 1 adet büyük kuru soğan rendesi
- Karabiber, az tuz
- 10 adet közlenmiş kırmızı biber
- 2 adet rendelenmiş domates
- 1-2 diş dövülmüş sarmısak ve taze nane

Yapılışı: Kıymaya soğan ve karabiberi ekleyerek köfte yapın. Köfteleri yağsız tavada alt-üst hafif pişirin. Daha sonra köftelerinizi közlenmiş kırmızı biberlere sarın, yayvan bir tencereye koyun. Üzerine rendelenmiş domates ve sarmısak ekleyin. Kısık ateşte ortalama 20 dakika pişirin. Taze nane serperek servis yapın.

Şişmanlatmayan tavuklu börek

- ☺ 2 adet yufka
- ☺ 1 kilo haşlanmış ve didiklenmiş tavuk eti
- ☺ 3 adet rendelenmiş havuç
- ☺ Yarım demet maydanoz
- ☺ 2 bardak yoğurt
- ☺ 2 adet yumurta, çöreotu

Yapılışı: Yoğurt ve yumurtayı iyice çırpın, yufkayı dörde bölün, içine bolca yoğurt sürün, daha sonra malzemeyi koyun, yufkayı katlayın, yağlı kâğıtta fırına sürün, üzerine çöreotu atın.

Beş çayı için hafif kek

- ☺ 3 adet yumurta
- ☺ 1 su bardağı yoğurt
- ☺ 200 gram yağsız beyazpeynir
- ☺ 2 adet rendelenmiş, suyu sıkılmış kabak
- ☺ Yarım demet dereotu
- ☺ Yarım demet maydanoz
- ☺ 1 paket kabartma tozu
- ☺ Alabildiği kadar tam buğday unu

Yapılışı: Yoğurt ve yumurtayı iyice çırpın. İçine kabak, beyazpeynir, dereotu, maydanoz, kabartma tozu ve tam buğday unu koyun. Fırında pişirin, sıcak servis yapın.

Makarnadan vazgeçemeyenler, işte size makarna yiyerek zayıflamanın yolları!

Çok sevdiğimiz makarnayı dünyada en az yiyen toplumlardan biriyiz ama yine de şişmanlamayı başarıyoruz. Nasıl mı? Çünkü makarnayı yağa ve sosa boğuyoruz. Yanında ekmek yiyoruz, çorba içiyoruz.

Makarna, çok iyi bir karbonhidrat olmasının yanı sıra vitamin ve mineral yönünden de zengindir. Vücutta hızlı parçalanır ve enerjiye dönüşür, iyi bir sporcu besinidir.

Makarna aynı zamanda iyilik hormonu serotoninizi artırarak sizi sakinleştirir, mutlu eder. Aman dikkat, bu noktada bağımlılık yapabilir. Özellikle duygu durumu ile ilgili olan yemelerde, seçeceğiniz ilk yiyecek olarak karşınıza çıkabilir. Üzüntüsünü, stresini bir tencere makarna yiyerek gidermeye çalışan ama daha da mutsuz olan birçok kilo problemli insan tanıdım.

Siz siz olun, mutluluğu makarnada aramayın! Onu sadece bir besin olarak görün. Aranızda duygusal bağ kurmayın.

Makarna yerken kilo almamak için 10 öneri

1) Makarnayı haşlarken suyuna yağ koymayın. Yaptığınız sosa 1 yemek kaşığından fazla yağ eklemeyin. Kremalı makarna tariflerinde krema yerine süt kullanın. Peynirli tariflerinizde de az yağlı peynir çeşitlerini tercih edin. Bu şekilde kullandığınız yağ miktarını azaltınca makarnanın kalorisi otomatikman düşecektir.

2) Kepekli makarnaların şeker oranı daha düşüktür. Beyaz makarnaya oranla kan şekerinde ciddi dalgalanmalar yapmaz. Özellikle uzun çubuk spagetti denilen türün glisemik indeksi şekilli makarnalara göre daha düşüktür. Bir de onun kepeklisini tercih ederseniz daha sağlıklı bir seçim yapmış olursunuz. Böylece tok kalma süreniz uzayacaktır.
3) Tabağınıza 2 yemek kaşığı makarna koyduğunuzda bu 1 dilim ekmek yediğiniz anlamına gelir. O nedenle 6 yemek kaşığından fazla makarna koymamaya özen gösterin.
4) Haftada üç kez makarna yiyebilirsiniz. Ancak 6 yemek kaşığını geçmemek ve yanında ayrıca ekmek, patates, çorba yememek koşulu ile... Çünkü makarnanın karbonhidrat değeri yüksek olduğu için bir de bu yiyeceklerle beraber yerseniz direkt kilo alırsınız.
5) Makarnayı asla tek başına yemeyin. Doymazsınız ya da doymak için büyük porsiyon yemek zorunda kalırsınız. Benim size önerim 2-3 yemek kaşığı makarnanın yanında salata, yoğurt, bir parça et ve 2-3 yemek kaşığı zeytinyağlı bir sebze yemeği yiye-

rek bir öğünü tamamlayın. Buradaki amacımız sadece makarna ile doymaya çalışmamak. Çünkü bu sefer porsiyon kontrolü yapmanız zorlaşır ve doymak için daha çok makarna yeme isteği duyarsınız. O nedenle yemekte çeşitliliğe önem veriyoruz. MİKTARI AZ, ÇEŞİDİ BOL YİYORUZ ki daha küçük porsiyonlarda yemeyi başarabilelim. Aynı zamanda yeme konusunda tatmin olalım.

6) Makarnayı bir gün içinde tek öğün yiyin. Yani hem öğlen hem akşam yemeyin. Tercihen öğlen öğününüzde yiyip, makarna ile vücudunuza giren şekeri akşama kadar yakın.

7) Makarna yiyince mutlaka hareket edin.

8) Makarnayı yaparken hangi tarif olursa olsun makarna kısmını az, malzeme kısmını bol koyun. Malzeme olarak da mümkün olduğu kadar çeşit çeşit sebze kullanın.

9) Makarnayı çok haşlarsanız hamurlaşıyor ve glisemik indeksi daha yükseliyor. Yani daha çabuk acıktırıyor. Ne kadar diri olursa o kadar tok tutuyor. Belki de İtalyanların o kadar makarna yemelerine rağmen hâlâ zayıf olmalarının nedeni budur. Tavsiyem makarnayı kaynar suda 6-7 dakika tutun. 10 dakikayı asla geçirmeyin.

10) Makarnanın haşlama suyunu dökmeyin, çorbalarınıza koyun. Hem makarnanın vitaminlerini ve minerallerini harcamamış olursunuz, hem de makarnanın tadı çorbanıza da hafifçe geçer.

Makarna pişirirken yaptığımız yanlışlar

1) Makarnayı haşlarken suyuna yağ koyuyoruz, sosuna yağ koyuyoruz, krema kullanıyoruz, bir de üzerine yağlı peynir ekliyoruz. Bir noktada ekmeğimizin üzerine katmer katmer yağ sürüp yemiş gibi oluyoruz. Yani "YAĞI YAĞ" ile yiyoruz.

2) Makarnayı çok haşlıyoruz, hamurlaştırıyoruz. Bu şekilde yaptığımız makarna bize daha çok yediriyor, daha çabuk acıktırıyor.

Bir öğünde sadece makarna yiyoruz. Dolayısıyla koca bir tabakla ancak doyuyoruz. Bu tabağı da yaklaşık 10 kaşık olarak düşünürsek bir oturuşta 5 dilim ekmek yemiş oluyoruz.

Bazılarımız makarnayı ekmekle yemeyi seviyor. Bu durumda "EKMEĞİ EKMEKLE" yemiş oluyoruz.

Makarnayı haşladığımız suyu döküyoruz, bir de onu soğuk suyun altına tutup bir güzel yıkıyoruz. Dolayısıyla makarnanın sahip olduğu bütün vitamin ve mineralleri kaybediyoruz.

İşte size benim mutfağımdan makarna tarifleri

Tok tutan spagetti

- Çeyrek paket haşlanmış kepekli spagetti
- Yarım paket temizlenmiş ve ikiye ayrılmış mantar
- 4-5 adet yeşil biber
- 2 adet domates
- 4-5 diş ezilmiş sarmısak
- 1 yemek kaşığı zeytinyağı

Yapılışı: Yeşil biberleri zeytinyağında hafifçe sote edin, mantarları ekleyin. Mantarlar hafif pişince üzerine koyduğunuz rendelenmiş domates ve ezilmiş sarmısakla karıştırın, pişirmeye başlayın. Domates suyunu çekince spagetti ile karıştırarak servis yapın.

Kalp dostu makarna

- Çeyrek paket haşlanmış deniz kabuğu makarna
- 1 küçük kutu tonbalığı
- Yarım demet çiğ semizotu yaprakları
- 2 adet közlenmiş kırmızı biber
- 4-5 adet dövülmüş ceviz

Yapılışı: Haşlanmış makarna ile tonbalığı, semizotu ve ince doğranmış biberi karıştırın. Üzerini cevizle süsleyerek servis yapın. Arzuya göre limon da ekleyebilirsiniz.

Çocuklar için rengârenk makarna

- Çeyrek paket haşlanmış renkli makarna
- 2 adet rendelenmiş domates
- 1 adet rendelenmiş kuru soğan
- 1 bardak tuzsuz beyazpeynir
- 1 yemek kaşığı zeytinyağı

Yapılışı: Rendelenmiş soğanı az yağda pembeleştirin, rendelenmiş domatesi ekleyin. Domates suyunu çekince ufaladığınız beyazpeyniri de ekleyin. Sosu renkli makarnalarla karıştırıp servis yapın.

Metabolizma hızlandıran makarna

- Çeyrek paket haşlanmış fiyonk makarna
- 250 gram sarmısaklı yoğurt
- 4-5 adet küp küp doğranmış salatalık
- Yarım demet dereotu

Yapılışı: Haşlanmış makarnayı sarmısaklı yoğurtla karıştırın. Üzerine salatalık, dereotu ve taze nane ekleyin. Hepsini tekrar karıştırıp servis yapın.

Zayıflatan makarna salatası

- Çeyrek paket haşlanmış kepekli burgu makarna
- Yarım adet haşlanmış ve didiklenmiş tavuk göğüs eti
- 2 adet haşlanmış, halka halka doğranmış havuç
- 6-7 adet haşlanmış, küçük küçük bölünmüş brokoli
- Yarım demet ince doğranmış maydanoz
- 1 yemek kaşığı zeytinyağı
- 1 adet limonun suyu

Yapılışı: Tüm malzemeleri karıştırıp servis yapıyoruz.

Zayıflarken kahvaltınıza özen gösterin

Güne başlarken vücudumuza doğru yakıtı koymak o kadar önemli ki... Ama birçoğumuz bunun o kadar da farkında değiliz aslında. Çoğu zaman uykuyu kahvaltıya yeğ tutuyoruz. Erken kalkıp sağlıklı yiyeceklerle güzel bir kahvaltı yapmak yerine daha fazla uyumak daha cazip oluyor. Kahvaltı etmek sadece zayıflamak için değil, aynı zamanda günlük iş-okul performansımızı artırmak için de çok çok önemli. Ama biz ne yapıyoruz? Son anda kalkıp, hızlıca giyinip evden bir telaş çıkıyoruz. Yol üstünde gördüğümüz bir pastaneden poğaça, açma veya simit alıp yiyoruz. Yani vücudumuzu şeker ve yağ bombardımanına tutuyoruz.

Günün en önemli öğünü olan kahvaltıyı doğru yiyeceklerle doğru saatte yapmak, zayıflamaya karar verdiğimizde ele almamız gereken ilk beslenme alışkanlığı değişikliğimiz olacak herhalde. Kahvaltı üzerine söylenen çok güzel bir söz vardır, bilirsiniz: "Sabah kahvaltısında kral, öğlen yemeğinde prens, akşam yemeğinde fakir gibi ye..."

Bu sözü doğrulayan bir klinik araştırma geçtiğimiz aylarda yayımlandı. Bu araştırmada iki hasta grubuna da 1 gün içinde aynı kaloriyi veriyorlardı. Birinci grup günlük kalorinin çoğunu sabah alırken, ikinci grup sabah daha az yiyip akşam daha çok kalori alıyordu. Toplamda her ikisi de aynı kaloriyi aldığı halde sabah daha iyi kahvaltı yapanlar 3 ayda 10 kilo verdi, diğer grup 3 ayda 5 kilo verdi. Yani gerçekten zayıflamak için, kahvaltıyı krallara layık yaparken akşam çok az yemek gerekiyor...

İşte size hem metabolizmanızı daha iyi çalıştıracak, hem de günlük performansınızı çok yükseltecek kahvaltı tavsiyelerim:

✓ Yağlı peynirlerden vazgeçin!

Kahvaltıda çok severek tükettiğimiz peynirleri birçoğumuz sütten yapılan çok düşük kalorili yiyecekler olarak görürüz. Sütten yapıldığı doğru ama peynirlerin masumiyetine inanmayın derim. Neden mi? 1 kilo sütten 1 kilo yoğurt çıkar. 1 kilo sütten çıkan peynir ise ancak 100 gramdır. Yani siz 100 gram peynir yediğinizde neredeyse konsantre olarak 1 kilo süt içmiş oluyorsunuz. Tavsiyem, peynirde porsiyona çok dikkat edin. 30 gram, yani bir kartvizit büyüklüğünden fazla yememeye özen gösterin.

Tulumpeyniri, kaşarpeyniri, tam yağlı koyun peynirleri kilo açısından tam bir kâbus... Tercihinizi lor peyniri, az yağlı kaşar ve beyazpeynirden yana kullanabilirsiniz.

✓ Zeytine dikkat!

Tam bir zeytin cenneti olan ülkemizde, en fakirimizin bile kahvaltı sofrasında bulunan, temel besin maddesi olarak görülen yiyeceklerden biri de zeytindir. Zeytin ayrıca çok şifalı bir meyvedir. Çoğu zaman kahvaltı sofralarımızda leblebi gibi yediğimiz zeytinin de tam bir kalori ve tuz bombası olduğunu biliyor musunuz?

5 adet zeytin 1 tatlı kaşığı yağ demek. Bir de bizim zeytinleri zeytinyağına koyarak servis yaptığımızı düşününce zeytinden gelen kaloriyi dörde beşe katladığımızı fark edeceksiniz.

O nedenle kahvaltı sofralarında 5'ten fazla zeytin yemeyin. Yani zeytini ilaç gibi düşünün. Azı karar, çoğu zarar deyin. Eğer zeytin yediyseniz ayrıca tereyağı, kaymak, ceviz, fındık gibi yağı yüksek yiyeceklerden tüketmeyin.

✓ Salam-sosis-sucuk; gizli yağ bombaları!

Bu tür ürünlerin içindeki etler biraz şaibeli, biliyorsunuz. Bununla birlikte yağ oranları çok yüksek ve üretimlerinde ne yazık ki gıda boyası ve koruyucu kullanılabiliyor. Bu durumda hem kilo aldırma hem de kanserojen olma potansiyeli yükseliyor.

İlle de şarküteri yiyeceğim diyorsanız çemensiz pastırma yemenizi tavsiye ederim. Ya da ev sucuğunu kendiniz yapabilirsiniz. Bunun için 100 gram yağsız kıymayı, 5-6 diş ezilmiş sarmısak, kimyon, karabiber, pul biber ve zahterle karıştırın. Rulo yapın, buzdolabında biraz soğutun. Kahvaltıda tıpkı sucuk gibi pişirerek servis yapabilirsiniz. Sağlık açısından daha faydalı olacağından hiç şüphem yok.

✓ Tereyağı ve kaymak olmazsa olmazınız mı yoksa?

Tereyağı ve kaymak birçok kahvaltı sofrasının vazgeçilmezidir. Aslında bunlar, doymuş yağlar açısından zengin temel yağ gruplarındandırlar. Her ne kadar insan vücudunun tam doymuş yağ ihtiyacı olsa da günlük yaşantımızda doymuş yağları ayrıca et, süt, yoğurt, yumurta gibi besinlerden de alıyoruz. O nedenle ayrıca tereyağı ve kaymak yemeye gerek yok diyorum. Ama ille de yiyecekseniz sadece hafta sonları 1 tatlı kaşığını geçmemek koşuluyla olabilir.

✓ Reçelden ve marmellattan vazgeçebilir misiniz?

Hanımların yaparak hünerlerini göstermeyi en sevdiği yiyeceklerin başında reçeller ve marmelatlar gelir herhalde. Bana sorarsanız o güzelim meyvelere kıymayın, onları şekerle öldürmeyin derim. Eski zamanlarda buzdolabı olmadığı için, meyvelerin dayanma süresini uzatmak amacıyla kullanılan bir yöntem olarak düşünüyorum reçel-marmelat yapmayı. Ama ille de birini tercih et diyorsanız, oyum marmelata gider. Çünkü marmelatın meyve oranı reçele göre daha çoktur, aynı zamanda kullanılan şeker oranı da daha düşüktür.

Kahvaltıda tatlısız yapamıyorum. Ne yiyebilirim diye mi düşünüyorsunuz? Cevabım; 1 tatlı kaşığı bal veya 1 yemek kaşığı pekmez olur.

✓ Poğaça, açma ve böreğe hayır!

İşte size bir diğer gizli yağ deposu!.. İşe giderken alelacele alıp yediğiniz bu yiyecekler aklınıza geldiğinde: "DURUN!" Çünkü 1 adet açmayı, böreği veya poğaçayı yediğimizde 1 yemek kaşığı yağ ve 3 dilim ekmek yemiş gibi oluyoruz.

✓ Yumurta yiyelim mi, yemeyelim mi?

En iyi ve en kaliteli protein kaynaklarından biri olan yumurtayı yemek konusunda da son yıllarda bir polemiktir sürüp gidiyor: Kolesterolü yükseltir mi, yükseltmez mi diye... Evet yumurtanın sarısının kolesterol oranının yüksek olduğu doğru. Ancak vücudumuzun da metabolik faaliyetleri için kolesterol ihtiyacı olduğunu unutmamak gerekiyor.

Yumurtayı yaparken tereyağı ve sucuğa boğmadığınız sürece zararlı olmaz. Ben kolesterol problemi olmayan hastalarıma ve çocuklara her gün 1 yumurta öneriyorum. Ancak kolesterol probleminiz varsa haftada en fazla 3 yumurta yiyin.

Yumurtayı, kayısı kıvamında haşlanmış olarak yemenizi tavsiye ederim. Bazen de biber, domates, mantar, kabak gibi sebzelerle, az yağ koyarak omlet olarak da yapabilirsiniz.

✓ Siz hâlâ çayınıza şeker mi atıyorsunuz?

Hep diyoruz, şekeri beyaz zehir olarak görün diye! Neden mi? Çünkü görünmez kalori içeriyor. Biz hep, yediğimiz yiyecekler bize kilo aldırıyor diye düşünüyoruz. Ama içtiklerimizi göz ardı ediyoruz.

2 küp şeker = 1 dilim ekmek. Bir kahvaltı öğününüzde 2'şer küp şeker atarak 3 bardak çay içtiğinizde ekstradan 3 dilim ekmek yemiş olursunuz ve kilo alırsınız.

Kilo almamak için, haydi artık şekersiz çay içmeye başlayalım. İlk başta çok kötü gelecek, kabul ediyorum, ama dayanabilirseniz, 21 günde bu yeni tada alışacaksınız ve bir daha çayı şekerli içemeyeceksiniz.

İsterseniz ilk başlarda alışmak için daha açık ve limonla deneyebilirsiniz...

Sağlıklı kahvaltı alternatifleri

Sağlıklı peynir tabağı

Lor peynirli, dereotlu tarif

☺ Lor peyniri	☺ Pul biber, çöreotu
☺ Dereotu, maydanoz	☺ Etimek

Yapılışı: Bütün malzemeleri karıştırın ve etimeklerin üzerine sürün.

Çocuklar için kahvaltı alternatifi
Hafif yumurtalı ekmek

Çocukken çok sevdiğim bu tarifi biraz değiştirdim. Çünkü geleneksel tarifte ekmekler yumurtaya batırılır ve bol yağda kızartılır. Ben bu tarifte yumurtayı peynirle karıştırdım, sebzelerle fırına sürdüm. Özellikle peynir yemeyen çocuklarınız için de peynir yedirme yöntemi olarak uygulayabilirsiniz.

- ☺ 2 dilim ekmek
- ☺ 1 adet yumurta
- ☺ Tuzsuz beyazpeynir
- ☺ Domates ve yeşil biber

Yapılışı: Yumurtayı peynirle çırpın, ekmeklerin üzerine sürün. Üzerine domates ve yeşil biber ile yüz resmi yapın ve fırında pişirin.

Kabızlığı olanlar için bağırsakları yumuşatan
Kahvaltı tarifi

- ☺ 1 kutu probiyotikli yoğurt
- ☺ 2 yemek kaşığı yulaf ezmesi
- ☺ 1 tatlı kaşığı ezilmiş ketentohumu
- ☺ 3 adet mürdümeriği

Yapılışı: Tüm malzemeleri akşamdan karıştırın, sabah 2 bardak su ile kahvaltı yerine tüketin.

"İşim çok acele, kahvaltıya vaktim yok, formuma da dikkat etmem gerek"
diyenler için

- ☺ 1 adet kepekli sandviç ekmeği
- ☺ 2 dilim hindi füme
- ☺ 1 dilim dilpeyniri
- ☺ Salatalık

Yapılışı: Akşamdan sandviçinizi hazırlayın, streç filme ve peçeteye sarın, sabah işe giderken yanınızda götürün.

"Bütün gün çok acıkıyorum" diyenlere düşük kalorili

Tok tutan kahvaltı

- ☺ 1 adet yumurta
- ☺ 4-5 adet mantar
- ☺ 1 adet yeşil biber
- ☺ 1 adet kırmızı biber
- ☺ 1 tatlı kaşığı zeytinyağı

Yapılışı: Biberleri yağda hafifçe çevirin, üzerine parçalanmış mantarları serpin, hafif pişince yumurtayı ekleyin ve 1 fincan sütlü kahveyle tüketin.

Şeker gibi olmayan bir hastalık; şeker hastalığı

Pankreasınızı korurken kilolarınızı da verin

Şeker hastalığının kiloyla çok bağlantılı olduğunu biliyoruz. Buradaki en önemli kilit noktası ise ensülin hormonu. Fazlalığı da dert, yokluğu da! Ensülin hormonun annesi ise pankreas organımız. Şeker hastalığına hemen geçmeden önce pankreası ve bu ensülin hormonunu tanımamızda yarar var ki hem kilo kontrolümüzü daha akıllıca yapabilelim, hem de şeker hastalığına yakalanmaktan kurtulalım.

Pankreasımız, vücudumuzun hem sindirim enzimlerini hem de sindirilen yiyeceklerin kullanımı için gerekli hormonları salgılayan organımızdır. Yani hem sindirim hem hormon organıdır. Kendini yenileme özelliği yoktur.

Yediklerimiz içtiklerimizden o kadar etkilenir ki, ağzınıza giren her lokmada hemen aktive olur ve çalışmaya başlar.

Son yıllarda pankreas kanserlerinde ve şeker hastalığında inanılmaz bir artış var. Şunu hemen belirtmekte fayda var, şeker hastalığının doğrudan pankreas kanserine neden olduğu düşünülmüyor. Ancak her iki hastalık da insanın yaşam süresini kısaltabiliyor ve yaşam kalitesini negatif etkiliyor.

İşte bu hastalıklardan korunmanın en etkin yolu: "DAHA AZ YE, DAHA UZUN ARALIKLARLA YE Kİ; ENSÜLİN VE SİNDİRİM ENZİMLERİN DAHA AZ SALGILANSIN VE PANKREASIN DAHA AZ YORULSUN!"

Daha uzun aralıklarla ve daha az yerseniz, pankreasınıza dinlenmesi ve rahatlaması için biraz zaman kazandırmış olursunuz. Beslenme aralığı pankreasın dinlenmesi için ne kadar gerekli olsa da yediklerimizin içeriği de pankreası korumada o kadar önemlidir.

İşte size pankreasınızı korumanız için beslenme içeriği önerileri:

- Basit şekeri ne kadar az tüketirseniz pankreasınız o kadar az çalışır, o kadar az ensülin üretir. Bu demektir ki basit şekerle yapılmış her şey (reçel, tatlı, kek, kurabiye) pankreasımızı yorar.
- Yağı ne kadar az tüketirsek, yağ sindirim enzimi olan lipaz o kadar az salgılanır, pankreas o kadar rahat eder. O zaman kızartmalar, mayonezler, soslar, kıymadan yapılan yiyecekler, cipsler ve pastane ürünlerinden uzak durmakta fayda var.
- Özellikle katkılı yiyecekler; salam, sosis gibi şarküteri ürünleri içerdikleri nitrozaminlerle direkt mide ya da pankreasta kanserli hücrenin oluşmasına neden olabiliyor.
- Yanmış yiyecekler ve kömür dumanına maruz kalmış yiyeceklerde de kanserojen maddeler oluşuyor (mangalda yapılan çok yağlı köfteler, tavuk kanadı gibi etin yağlı bölümleri ve parça etler yağla terbiye edildiyse bu risk artıyor.)
- Uzun ömürlü ve paketli yiyecekler de içerdikleri katkı malzemeleri nedeniyle kanserin gelişmesine neden olabiliyor.
- Meyve şekerini de unutmamak gerekiyor. Meyveler her ne kadar çok sağlıklı yiyecekler olsalar, kanserden koruyan maddeler ihtiva etseler de, şeker oranlarının yüksek olduğunu unutmamak gerekiyor. Günde en fazla 3 porsiyon meyve yemek yeterli olur. Fazlası yine kan şekerinin yükselmesine, şeker hastalığına ve şişmanlamaya kapı açar.
- Yüzyılın kâbusu sigarayı da unutmamak gerekiyor. Bütün kanserlerde olduğu gibi pankreas kanserinin de sıklığını artıran en büyük risklerden biri sigara.
- Pankreası en çok yoran şey ise: ALKOL! Pankreas iltihabına, şeker hastalığının kötüleşmesine ve uzun süreli kullanımı pankreas kanserine neden olur, aynı zamanda kalorisi çok yüksektir, direkt şişmanlatır.
- Mevsim sebzeleri, süt, yoğurt, ayran, çökelek, badem, fındık, ceviz gibi yağlı tohumlar, tam buğday unu, bulgur, yağsız et ve balık ağırlıklı bir beslenme pankreasımız için daha sağlıklı olacaktır.
- Pankreasımızın kan dolaşımını güçlendirmenin en kolay yolu:

HAREKETTİR! O zaman pankreasımızı koruyalım, kilolarımızdan kurtulalım diyorsak, "HER GÜN YARIM SAAT YÜRÜYÜŞ YAPALIM!"

Diyabet (tip 2) ve şişmanlık

Size şunu söyleyebilirim, tip 2 diyabet şişmanlığın kız kardeşidir. Dünyada teşhisi konmuş 300 milyon tip 2 diyabetlinin yüzde 85'i obez. Bu kardeşler genelde birlikte gelirler, birlikte giderler.

Buradaki kilit ajan ensülin hormonu. Ensülin yüksekliği bu iki hastalığı birbirine bağlıyor. Normalde vücudumuzun benzini şekerdir. Yediğimiz birçok yiyecek vücutta şekere dönüşür ve kalpten girin beyinden çıkın, bütün organlar çalışmak için bu şekere ihtiyaç duyar.

İşte ensülin de şekeri hücrelere servis yapan bir garsondur. Eğer garson olmazsa hücreler şekeri yiyemeyeceği için şeker vücutta birikir. O nedenle garson, yani ensülin vücut için hayati önem taşır.

Kişi bazı faktörler nedeniyle kilo almaya başladığında bu hücreler ile garson anlaşamaz ve vücut daha çok garson üretmeye başlar. Bu sayısı artan garsonlar da boş boş durmak istemez; kişiye der ki, hadi şeker ye, şeker ye ki biz de çalışalım. Kişi şeker yemeye başladığı zaman şişmanlamaya başlar. Şişmanladıkça şeker metabolizması bozulur. Eğer kişi kendini durdurup kilo vermeye başlamazsa bir bakarız ki sonunda şişmanlık ve şeker hastalığı kardeş kardeş arzı endam etmiş!

Şekeriniz olduğunu nasıl anlarsınız?

Ağız kuruluğu, susama ve sık idrara çıkma ilk belirtilerdir. Bununla birlikte doymama hissi, tatlıya düşkünlük, yemeklerden sonra halsizlik ve yorgunluk hissetme, ellerde ayaklarda uyuşma ve karıncalanma olması da bu hastalığı düşündürür.

Eğer sizde de bu belirtiler varsa hemen bir doktora başvurun.

DİYABETİN ZARARLARINDAN KURTULMAK İÇİN MUTLAKA KİLO VERİN. KONTROL ALTINDA TUTULMAYAN DİYABET DAMARLARIN YOĞUN OLDUĞU ORGANLARINIZI BOZAR. BÖBREK VE GÖZ BU ORGANLARIN BAŞINDA GELİR.

Araştırmalar gösteriyor ki, bir kişinin;

- ANNESİNDE DİYABET VARSA, KENDİSİNDE DE OLMA RİSKİ yüzde 20
- BABASINDA DİYABET VARSA, KENDİSİNDE DE OLMA RİSKİ yüzde 20
- HER İKİSİNDE DE DİYABET VARSA, KENDİSİNDE OLMA RİSKİ yüzde 40
- AMA NORMAL KİLODA KALMAYI BAŞARIRSA,
- DİYABETE YAKALANMA RİSKİ SIFIRDIR!

YANİ ŞEKER HASTALIĞINA YAKALANMAK İSTEMİYORSANIZ ŞİŞMAN OLMAYACAKSINIZ!

ŞEKER HASTALIĞI İLE MÜCADELE SADECE İLAÇ İÇMEKLE OLMAZ!

Eğer şeker hastası iseniz; işte size mutlaka yapmanız gerekenler:

1) Mutlaka kilo verin. Özellikle bel çevresini inceltin.
2) Kan şekerini yükselten besin gruplarını öğrenin. Kan şekerini yükselten besinler karbonhidratlardır. Karbonhidrat oranı yüksek besinleri öğrenin ve bu besinlere karşı dikkatli olun.
3) Karbonhidratların da iyisi kötüsü vardır. Şeker hastası iseniz, fazla kilolu iseniz kötü karbonhidratları hayatınıza sokmayın. En kötü ve basit karbonhidrat, şekerdir. Sofra şekeri, tatlılar, çikolatalar, bal, reçel, pekmez, patates, pirinç ve beyaz unun glisemik indeksi yüksektir. Bu yiyeceklerden uzak durmakta fayda var.
4) Besinlerin porsiyon büyüklüğünü doğru hesaplayın. Bazen masum bir şey de yeseniz eğer miktar olarak fazla yiyorsanız bu da şekerinizi yükseltir. Örneğin ekşi elma yiyorsunuz diyelim, bir değil de dört adet ekşi elma yediğinizde bu da kan şekerini yükseltir. Az az yemeye özen göstermek gerekir.
5) Alkol, çay ve kahveden uzak durun.
6) Yağlı yiyeceklere dikkat edin. Yağ oranı yüksek yiyecekler vücut ağırlığını artırır, dolayısıyla ensülin direnci de artar.
7) Egzersizi sevin. Yapılan araştırmalara göre günde yarım saat tempolu bir yürüyüşün şeker hastalığında kullanılan ilaçlar kadar vücuda olumlu etkisi var.

Bir diyabet hastası nasıl beslenmeli?

Aslında bu soruyu sağlıklı olmak isteyen bir insan nasıl beslenmeli diye sormalıydım. Çünkü diyabet beslenmesi sağlıklı beslenme örneğidir. Çoğu zaman hastalarımda şunu görüyorum: Evde bir diyabetli varsa yemekler onun için tuzsuz, yağsız, şekersiz yapılıyor, ev halkı için bol yağlı, bol tuzlu, bol şekerli yapılmaya devam ediliyor. HAYDİ ARTIK BUNA DUR DİYELİM! Tüm hane halkı aynı tencereden yesin, dolayısıyla diyabetli gibi yemeyi benimsesin. Az yağlı, şekersiz, az tuzlu, yüksek posalı ve lifli bir beslenmeye hep birlikte merhaba diyelim. Gelin şimdi "LİFLİ BESLENME" kavramına biraz daha detaylı göz atalım.

Lifli beslenmek korunmak demek!

Son yıllarda her yerden duyuyorsunuz eminin lifli beslenme kavramını. Kabızlık yaşarsınız, lifli beslen derler. Şekerim düştü dersiniz, lifli beslen derler; şekerim çıktı dersiniz, lifli beslen derler. Peki nedir bu lif?

Lifli beslenmek bir sağlık desteği almak aslında

Birçoğumuz zaman zaman yaşadığımız kabızlık probleminde el yordamıyla, kayısı, incir, armut gibi meyveleri daha fazla tüketmeye çalışarak bu problemimizi çözmeye uğraşırız. Aslında fark etmeden bu tür meyveleri seçerek diyetsel lifimizi artırmaya çalışırız. Lifli beslenmenin gerçekten kabızlığa iyi geldiği ve daha iyi bir şeker kontrolü sağladığı bir gerçek. Aynı zamanda lifin tok tutucu etkisi kilo verme sürecinde de çok ayrı bir destek sağlıyor. Haydi o zaman bu lif kavramını daha iyi bir öğrenelim:

- Diyetsel lif (posa); bitkilerin hücre duvarlarında bulunan, insan vücudu tarafından sindirilemeyen bölümdür. Lifli besinlerin ortak özelliği vücuda alındıklarında mide-bağırsak kanalında su tutarak şişmeleridir. Liften zengin bir gıdayı yediğimizde, bu gıda bağırsağımızın içinde şişerek kitle etkisi oluşturur ve bağırsaklarımız bu gıdayı vücudumuzdan uzaklaştırabilmek için daha fazla çalışır. Eğer liften fakir bir beslenme şeklimiz varsa, bağırsaklarımızın içindeki artıkların hacim oluşturma yeteneği daha az olur ve bağırsaklarımız daha yavaş çalışır.

- Gıdalarla aldığımız lifin bir bölümü çözünmez liftir. Bu tür lif daha çok tahıllarda ve kuru baklagillerde bulunur. Dışkı hacmini artırır ve kansere bile neden olabilecek zararlı maddelerin bağırsaklardan atılmasını sağlar.
- Gıdalarımızda bulunan diğer lif türü ise çözünebilir liftir. Elma, incir, kayısı, erik, gibi meyvelerde bulunur. Bu tür meyveleri yediğimizde, bunlar mide içinde mide suyu ile birleşir ve jöle oluşturur. Gıdanın mideden geçişini yavaşlatır. Kendimizi daha uzun süre tok hissetmemizi sağlar. Ayrıca mide boşalma zamanını uzattığı için kan şekerimizin hızlı yükselmesini önler. Zayıflamak isteyenlerin diyetlerinde lifli gıdalara ağırlık vermesi iyi olur.
- Lifler ayrıca bağırsaktan kolesterol emilimini azaltır, dolayısıyla kan kolesterolünü düşürme açısından olumlu etkileri vardır.
- Sağlıklı bir erişkinin günde 20-35 gram lif alması gereklidir. Bu miktar 3 porsiyon sebze, 3 porsiyon meyve ve 5- 6 porsiyon tahıl yenilerek sağlanabilir.
- Her tür meyve, sebzenin, kuru baklagillerin, yulaf ve tam buğdayın posası yüksektir. Posa yükseldiği zaman kan şekeri daha yavaş yükselir, daha kontrollü bir şeker düzeyi sağlanabilir. Yani bu hep duyduğunuz glisemik indeks kavramı aslında.

Yalnız dikkat edelim, bazen kaş yaparken göz çıkarıyoruz. Eğer çok fazla lifli gıda yersek bu sefer karın ağrısı, şişkinlik, gaz veya ishal yaşayabiliriz. Ayrıca çok fazla lif alımı, bağırsaklardan mineral emilimini azaltarak kalsiyum, demir, çinko eksikliğine de neden olabilmektedir.

İşte en zengin lif kaynakları:

- Tahıllar ve kuru baklagiller: Kepekli ekmek, çavdar, yulaf, bulgur, kabuklu pirinç, kuru fasulye, nohut, mercimek, barbunya.
- Meyveler: Elma, armut, çilek, incir, kayısı, portakal, mandalina, erik ve kuru meyveler.

- Sebzeler: Brokoli, lahana, havuç, mısır, bezelye, patates, kabak, bamya.
- Çerezler: Fındık, fıstık, badem, leblebi.

Şeker hastasıysanız asla yemeyin!
Bal, şeker, çikolata, tatlılar, pekmez.

Şeker hastasıysanız çok çok dikkatli tüketin!
Tatlı meyveler – muz, üzüm, kavun, incir; patates, pirinç, beyaz ekmek.

Şeker hastasıysanız gönül rahatlığıyla tüketin!
Ekşi meyveler (erik, ayva, kivi, portakal, limon, yeşil elma), sebzeler, kuru baklagiller (kuru fasulye, nohut, mercimek), bulgur, süt, yoğurt, ayran, et, yumurta, peynir).

Hepimizin çantamızda bulundurmamız gereken sağlıklı ara öğünler

Birçoğumuz dışarıda acıktığımızda sağlıklı ara öğün alternatifi bulamamaktan yakınırız. Eğer evden hazırlık yapmadan çıkarsak dışarıda yüksek kalorili bir yiyeceği yerken buluruz kendimizi. Biliyorsunuz sağlıklı beslenmek demek aslında şeker hastası gibi beslenmek demek bir anlamda...

İşte size gerek şeker kontrolü gerek kilo kontrolü için çantanıza cep telefonunuzu koyar gibi koyacağınız alternatifler:

Her maddeyi ayrı bir öğün olarak düşünün.

- 1 adet ekşi elma + 2 adet grisini
- Yarım paket diyet bisküvi + 1 kutu ayran
- Yarım adet sokak simidi + 1 kutu süt
- 1 avuç leblebi + 3 adet mürdümeriği
- 10 adet çiğ badem + yarım adet ayva
- 3 adet bütün ceviz + 1 adet kivi

Diyabetliler için bir günlük örnek liste

Sabah:

- 2 ince dilim çavdar ekmeği
- 1 dilim az yağlı peynir veya haşlanmış 1 adet yumurta
- Domates, salatalık, biber
- 5 adet zeytin

Öğlen:

- 1 dilim ekmek veya 1 kâse az yağlı çorba
- 5-6 yemek kaşığı zeytinyağlı sebze yemeği
- Salata
- 1 kâse cacık

Ara öğün:

- 2 dilim ekmekle yapılmış, peynirli sebzeli sandviç
- 1 adet yeşil elma veya 10 adet kiraz

Akşam:

- 1 dilim ekmek veya 2 yemek kaşığı pilav
- 1 adet tavuk baget veya 2-3 adet çinakop veya
- 1 adet hamburger köftesi büyüklüğünde köfte
- Bol salata
- 1 kâse yoğurt

Hipoglisemisi (şeker düşüklüğü) olanlar için bir günlük örnek liste

Sabah:
- 1 bardak süt
- 2 yemek kaşığı müsli ve 1 yemek kaşığı yulaf ezmesi
- 1 adet armut

Ara öğün:
- 2 adet grisini veya yarım paket diyet bisküvi
- 5-6 adet badem veya fındık
- Şekersiz bitki çayı

Öğlen:
- 1 dilim tahıllı ekmek
- 1 adet tavuk baget veya küçük tonbalığı
- Bol limonlu salata
- 1 bardak ayran

Ara öğün:
- 2 grisini
- 1 dilim peynir
- Domates, salatalık, biber

Akşam:
- 2-3 yemek kaşığı kepekli makarna veya esmer pirinç veya bulgur pilavı
- 5-6 yemek kaşığı zeytinyağlı kabak veya yeşil fasulye
- Bol salata
- 1 kâse cacık

Kilo vermek isteyenler için bir günlük beslenme programı

Sabah:

- 1 dilim ekmek
- 1 adet yumurta veya 1 dilim peynir
- Bol domates, salatalık, biber, maydanoz
- 5 adet zeytin

Öğlen:

- 2 dilim ekmek
- 5-6 yemek kaşığı kıymalı kabak yemeği
- Salata
- 1 kâse cacık

Ara:

- 1 fincan sütlü kahve veya ayran
- Yarım paket diyet bisküvi
- 10 adet kiraz veya 2 dilim ananas veya 15 adet yeşil erik

Akşam:

- 1 dilim ekmek
- 3 adet çinakop veya yarım çipura
- Salata

Bu örnek listeleri bayanlar için, sadece bir yol göstermesi amacıyla hazırladım. Erkekler yapmak isterse ekmek dilimlerini 1'er dilim artırabilir, yemek miktarlarını da 3-4 kaşık daha fazla alabilirler. Hepsini bire bir yapmak zorunda değilsiniz. Doyduğunuzda bırakın, hepsini bitirmeyin.
Doymadığınızda birkaç kaşık daha alabilirsiniz. Ama kendi beslenme programımı kendim oluşturayım diyorsanız size *Sayarak Zayıfla-5333* **kitabımı tavsiye ederim.**

Diyabetliler için tarifler

Atıştırmalık tarifi

- 1 yemek kaşığı sarı leblebi
- 1 yemek kaşığı beyaz leblebi
- 4 adet fındık
- 4 adet badem
- 1 adet ceviz
- 1 yemek kaşığı kuru erik
- 1 yemek kaşığı kuru vişne

Yapılışı: Bütün malzemeyi karıştırıyoruz. Ama hepsini bir oturuşta yemiyoruz. Acıktığımızda bu karışımdan bir avuç alıp bir bardak bitki çayı ile birlikte tüketebiliriz.

Diyabetliler için sandviç tarifi

- 1 adet kepekli sandviç ekmeği
- 1 tatlı kaşığı avokado ezmesi
- 1 dilim az yağlı beyazpeynir
- 1 yemek kaşığı közlenmiş patlıcan
- 1 adet közlenmiş kırmızı biber
- 1-2 dal maydanoz

Yapılışı: Sandviç ekmeğine avokadoyu sürün, üzerine patlıcan, kırmızı biber, beyazpeynir ve maydanozu koyun. İster ana öğün ister ara öğün olarak yiyebilirsiniz.

Şekeri dengeleyen hoşaf tarifi

- 4 adet mor erik
- 1 adet yeşil elma
- 1 yemek kaşığı yabanmersini
- 2-3 adet karanfil
- 2 bardak su

Yapılışı: 2 bardak suyun içine önce yabanmersinini koyun. 5-6 dakika pişirin. Daha sonra küçük küçük doğranmış erik ve yeşil elmayı ekleyin, karanfilleri de koyarak 10 dakika pişirin.

Şeker hastaları için karnabahar omleti

- 5-6 çiçek haşlanmış karnabahar
- 1 adet ince doğranmış kırmızı biber
- 1 adet yeşil biber
- 2 adet yumurta
- 5-6 dal ince doğranmış maydanoz
- 1 tatlı kaşığı zeytinyağı
- Az tuz, karabiber

Yapılışı: Kırmızı biberi ve yeşil biberi az yağda güzelce çevirin. Ayrı bir kapta haşlanmış karnabaharı, maydanoz ve baharatlarla karıştırın. Biberlerin üzerine döküp sıcak servis yapın.

Eğer şeker hastalığınız yoksa biberler yerine 1 adet rendelenmiş havuçla da yapabilirsiniz.

Şeker hastaları için yaz dondurması

- 1 adet şeftali
- 10 adet çekirdeği çıkarılmış kiraz
- 1 yemek kaşığı yulaf ezmesi
- 1 çay bardağı yoğurt

Yapılışı: Şeftali ve kirazı blendırda çekin. Üzerine yulaf ezmesi ve yoğurdu koyup, karıştırın. Buzlukta bekletip dondurma yapın.

Tansiyon yüksekliği şişmanlatır mı?

"Tansiyon yüksekliği insanı şişmanlatmaz ama Şişmanlık, tansiyonu yükseltebilir!"

Tansiyon demek kanın dolaşım sırasında damarlara yaptığı basınç demektir. Kan, damarlarımızda ne kadar yüksek basınçla dolaşırsa o kadar çok damar zedelenmesi yapar. Damarların yoğun olduğu organlarımızda, mesela böbreklerimizde sorunlar oluşturur. En büyük zararlardan birini de kalbimize verir. Kalp, damarlarındaki bu basıncın üstesinden gelmek adına daha güçlü kasılmak zorunda kalacağı için önce kalp kasları büyür, bu durum kontrol altına alınmazsa da en sonunda kalp yorulur ve genişler. Kalp yetmezliği ortaya çıkar.

Çoğu zaman tansiyonun nedeni belli değildir. Yaş ilerledikçe görülme sıklığı artar. Gençlerde görülüyorsa, altından böbrek ve damarlarla ile ilgili bir sorun çıkma olasılığı yaşlılara göre daha yüksektir.

Eğer sık sık enseden başlayan bir baş ağrınız oluyorsa, bazen nedensiz burun kanaması veya göz içi kanaması yaşıyorsanız, kulak uğultusu ve çınlaması oluyorsa, kalp çarpıntıları ve terlemeden şikâyetçi iseniz hemen bir dahiliye hekimine görünün.

Tansiyon hastaları dikkat

- Eğer hipertansiyon teşhisiniz konmuş ve ilaç kullanmanız gerektiğine karar verilmişse ne olursa olsun o ilacı her gün için. Ben hastalarıma şunu söylüyorum: "Deseler ki kıyamet kopuyor, herkes ölüyor siz yine de ilacınızı için, asla bugün ilacımı içmeyeceğim demeyin!" Çünkü bugün ani ölüm ve beyin kanamalarının birçoğunun nedeni, kontrol altına alınamayan hipertansiyon.

- Tansiyon teşhisi konsun konmasın 50 yaş üzerinde iseniz haftada en az iki gün tansiyon ölçtürmeyi alışkanlık haline getirin. Özellikle baş ağrısı şikâyetleriniz sık tekrarlıyorsa bazen tek ilaç yetmeyebilir.
- Sarmısaktan, soğandan, limondan medet ummayın. Sizi ancak ilaçlarınız kurtarabilir.
- Şişmanlık ve stres baş düşmanınız. Sizi üzecek olaylardan ve insanlardan kaçın. Mutlaka zayıflamaya çalışın.

Hipertansiyon hastalarının uzak durması gereken yiyecekler

- Tansiyon hastasının zehri tuzdur. Tuzun kendisinden ve gizli tuzu yüksek yiyeceklerden uzak durun.
- Tuzlu peynirler, zeytinler, salamuralar, şarküteri ürünleri, bisküviler, cipsler, çerezler, şalgam suyu, madensuyu ve tuzlu ayranlar sizin için zararlıdır, unutmayın!

Tansiyon dostu yiyecekler

- Kırmızı pancar, muz, patates, yoğurt, sarmısak, limon.
- Ancak sadece bu yiyecekleri yiyerek tansiyonunuzu düşüremeyeceğinizi bilin. Bu yiyecekler dosttur sadece.

Eğer yüksek tansiyonunuz varsa, lütfen:

- SİGARA İÇİYORSANIZ BIRAKIN
- FAZLA KİLOLUYSANIZ ZAYIFLAYIN
- HER GÜN İLAÇLARINIZI KULLANIN
- HER GÜN YÜRÜYÜN
- VE LÜTFEN TUZA VEDA EDİN

İşte size tansiyon hastaları için tarifler

Tansiyon dengeleyen salata

- 2 adet kırmızı pancar rendesi
- 2 adet haşlanmış ve rendelenmiş patates
- 100 gram mozarella veya dilpeyniri
- Yarım demet ince doğranmış maydanoz
- Yarım demet ince doğranmış roka
- Yarım demet ince doğranmış tere
- 2-3 adet ceviz
- 1 yemek kaşığı zeytinyağı
- 1 adet limonun suyu

Yapılışı: Pancarları az yağda tavada hafif pişirin. Patates rendesi ve tüm malzemeleri salata kabında karıştırın. Servis yapın.

Tansiyon dengeleyen sebze buketi

- Brüksellahanası
- Brokoli
- Kırmızı pancar
- Kereviz
- Havuç
- Sarmısak
- yoğurt

Yapılışı: Sebzeleri buharda haşlayın ve sarmısaklı yoğurtla servis yapın.

Tansiyon düşüren pancar

- 2 adet pancar
- Yarım demet maydanoz
- 3 diş sarmısak
- Yoğurt

Yapılışı: Pancarı rendeleyip tavada hafifçe çevirin. Üzerine ince doğranmış maydanozu ekleyin, sarmısaklı yoğurtla afiyetle yiyin.

Tansiyon hastaları için tatlı

- ☺ 1 litre süt
- ☺ 4 adet muz
- ☺ 1 poşet pirinç unu
- ☺ 1 bardak pekmez
- ☺ Ufalanmış badem

Yapılışı: Pirinç unu ve sütü muhallebi kıvamında pişirin. Piştikten sonra içine muz ve pekmez ilave edin. Blendırda karıştırın, üzerine bademleri ekleyerek servis yapın.

Tansiyon dostu meyve salatası

- ☺ 1 adet muz
- ☺ 5-6 adet çilek
- ☺ 1 adet kivi
- ☺ 1 adet portakal
- ☺ 1 kâse az yağlı yoğurt
- ☺ 1 tatlı kaşığı öğütülmüş ketentohumu
- ☺ 2 adet dövülmüş ceviz
- ☺ İnce doğranmış nane yaprakları

Yapılışı: Tüm malzemeyi karıştırın, taze nane ile servis yapın.

Nedir bu kolesterol?

Günümüzde kalp-damar hastalıklarına bağlı ölümler o kadar sık ki, neredeyse trafik kazalarıyla yarışır hale geldi. Bunun olası nedenleri kötü yaşam tarzımız, kötü alışkanlıklarımız, belki de kötü genetik yazgımız. Kalp-damar hastalıkları açısından kötü genetik yazgının da en önemli bileşeni herhalde kolesterolümüz, yani kan yağlarımız. Fazla kilodan bağımsız olarak kan yağı yüksekliği veya düşüklüğü olabilir. Yani incecik bile olsanız kan yağlarınız yüksek olabilir, çok kilolu olsanız da kan yağlarınız düşük olabilir. O halde haydi hep birlikte şu kolesterol meselesine bir göz atalım...

Kolesterol nedir?

Kolesterol deyince hepimizi bir korku alır. Aman ne kadar düşük olsa o kadar iyidir deriz. Hatta bazılarımız sıfır kolesterol olsa ne güzel olur diye düşünürüz. Ama hemen şunu söylemekte fayda var: "KOLESTEROLSÜZ BİR HAYAT OLAMAZ." Çünkü kolesterol hücrelerimizin yapıtaşıdır. Birçok hormon için ön maddedir. Hem biraz vücudumuzda sentezlenir, hem de yediğimiz yiyeceklerle vücudumuza alırız. Ancak büyük oranda vücudumuz sentezler. Bazı insanların kolesterol sentezlemesi daha yüksektir. Halk arasında hep sanki çok kiloluların kolesterolleri çok yüksekmiş gibi algılansa da büyük oranda bundan genetik sorumlu olduğu için bazen çok kilolularda da normal kolesterole rastlayabiliyoruz.

LDL (KÖTÜ KOLESTEROL) - HDL (İYİ KOLESTEROL) - TRİGLİSERİT

Hani hep duyarız ya LDL; HDL diye... İşte vücuttaki en önemli iki kolesterol.

LDL, KÖTÜ KOLESTEROL; HDL, İYİ KOLESTEROL demektir.

Dolayısıyla aklınızda tutmanız gereken şudur:

- Kötü kolesterolünüz (LDL) DÜŞÜK
- İyi kolesterolünüz (HDL) YÜKSEK olmalıdır.

Eğer LDL kolesterolünüz yüksek olursa kalbiniz de o oranda risk altında olur. Damarlarınız o kadar çok kireçlenir. Eğer HDL'niz yüksek olursa kalbiniz ve kalp damarlarınız da o oranda sağlam olur. Riskiniz o kadar azalır.

LDL nasıl düşürülür? HDL nasıl artırılır?

Aslında kötü kan yağlarını düşürüp iyi kan yağlarını artırmanın yolu hareket ve egzersizden geçiyor. Ne kadar düzenli ve aktif egzersiz yaparsanız HDL'nizi o kadar artırırsınız.

Özellikle kötü kan yağı LDL ve trigliseridi düşürmek için bu yiyeceklerden lütfen uzak durun!

Yağlı etler, kıymadan kebaplar, köfteler, kuyrukyağları, içyağları, margarin, tereyağı, kaymak, krema, salam, sosis, sucuk, pastırma, yağlı peynirler, kızartmalar, her tür pastane ürünü... İşte bu tür yiyecekleri düşman olarak görün lütfen!

Bunları ise sık tüketin!

Omega-3 oranı yüksek ve bol posalı yiyecekler baş tacınız olsun. Ceviz, fındık, badem, kuru baklagiller, semizotu, ıspanak, balık, zeytinyağı, kekik... Bu besinleri muhakkak ve sık sık tüketin.

Hedefimiz iyi kolesterolümüzü yükseltip kötü kolesterolümüzü düşürmek olmalıdır. Bunun için yapacaklarımız:

- Her gün en az 45 dakika yürüyeceğiz
- Sigara içiyorsak bir an önce ondan kurtulacağız.
- Omega-3 yağ asidinden zengin beslenmeye özen göstereceğiz VE MUTLAKA KİLO VERECEĞİZ!

Kolesterol ilaçları

Son yıllarda kolesterol ilaçları konusunda herkesin kafası çok karışık gerçekten. Bilir bilmez herkes bir yorum yapıyor. Ben diyorum ki:

- Ailede ani ölüm veya kalp krizi geçirmiş olan varsa
- Sigara içiyorsanız
- Şeker hastalığınız varsa
- Yaşınız, kadınsanız 55'in, erkekseniz 50'nin üzerinde ise
- Tansiyon hastalığınız varsa

Risk analizi yapılarak hedef LDL düzeyinize göre kolesterol ilacı kullanmanız gerekebilir.

Kolesterolü düşürmek için balıkyağı mucizesi

Birçoğumuzun balıkyağı ile ilgili pek hoş anısı yoktur. Çocukluğumuzda iştahımız açılsın, şişmanlayalım diye, annelerimiz tarafından zorla içirilen koca bir kaşık kötü kokulu o yağı hepimiz hatırlarız herhalde.

Ancak geçtiğimiz 30 yıl içinde yapılan araştırmalarda, bu yağların sadece şişmanlatıcı ve iştah açıcı yüksek kalorili bir ürün olmadığı, tüm vücudumuz için neredeyse bir yapıtaşı özelliğinde olduğu gösterildi. Sinir sistemimizden kalbimize; kalbimizden cildimize kadar tüm organlarımız için elzem olduğu artık biliniyor. Hatta obezite tedavisinde ensülin direncini kırarak iştah kapanmasına ve kilo vermeye bile etkisi olabilir. Özellikle egzersizden önce omega-3 alımının yağ yakımını artırdığını biliyoruz.

Her ne kadar omega-3 balıklarda yoğun bulunsa da her balık omega-3 açısından çok zengin değil. Derin denizlerde yaşayan ve siyah etli balıklarda omega-3 seviyesi daha yüksek. Özellikle somon, sardalye, uskumru, tonbalıkları omega-3 açısından daha zengin. Ayrıca ketentohumu, ceviz ve koyu yeşil yapraklı sebzeler (semizotu, ıspanak gibi) de omega-3 içerir.

Balık ve balina etinden zengin beslenen Eskimolarda kalp hastalıklarının, yüksek tansiyonun ve şeker hastalığının çok az görüldüğünü, neredeyse hiç görülmediğini biliyor muydunuz? Nedeni de tabii ki balık ve balıkyağı ağırlıklı bir beslenme tarzı benimsemiş olmaları.

Üç tarafı denizlerle çevrili olan ülkemizde ne yazık ki, balığa yeterli önemi vermiyoruz. Haftada en az 2-3 gün balık tükettiğimiz veya düzenli olarak omega-3 kullandığımız takdirde sağlığımıza kazandıracağımız faydalar şunlardır:

- Çocukluktan itibaren düzenli olarak kullanıldığında daha yüksek zekâ düzeyi ve daha iyi bir bağışıklık sistemi sağlar.
- Omega-3, aspirin ve kolesterol düşürücü ilaçlar kadar etkilidir. Kanı inceltir. Kalp-damar hastalıklarından korur.
- Vücudu erken bunamadan korur. Alzheimer hastalığına karşı korunmada önemlidir.
- Hamilelik sonrasında görülebilen depresyon, hamilelik sırasında ortaya çıkabilen pre-eklampsi gibi hastalıklar; hamilelik süresince düzenli olarak balık yenirse veya balıkyağı kullanılırsa daha az görülür. Ayrıca bebekte de daha iyi gelişme yapar, bebek doğduğunda daha az uyku sorunu yaşar ve daha az alerji olur. Bu çocuklar hiperaktivite sorununu da daha az yaşamakta ve bu çocukların spontan dikkatinin daha iyi olduğu bilinmekte.
- Hipertansiyon, şeker hastalığı, kolesterol yüksekliği ve çeşitli böbrek hastalıklarının tedavisinde mevcut tedaviye eklendiğinde daha yüz güldürücü sonuçlar alınmasını sağlar.
- Balığın yoğun tüketildiği ülkelerde bağırsak, meme ve prostat kanseri daha az görülür.
- Balıkyağı kapsül olarak kullanıldığında günde 3.000 mg'a kadar alınabilir. Her bir kapsülün salatalık kadar kalorisi vardır, şişmanlatmaz. Ancak yine de hekiminize danışmayı ihmal etmeyin.

Kolesterol düşüren tarifler

Tüm vücudunuzun gerçek dostu: semizotu

İşte size bir mucize sebze daha... Ülkemizde çok bol bulunur, her sulak alanda hemen yetişir. Ben semizotunu çok severim. Çünkü gerçekten çok nitelikli bir sebzedir. Tariflerimde de sıkça kendisine rastlayacaksınız.

Çünkü semizotu gerçek bir iyi huylu yağ asit olan omega-3 kaynağıdır. Bununla birlikte tam bir C vitamini kaynağıdır. Lif oranı yüksektir. Yani tok tutar, hücreleri korur, damarları onarır, kanın damar içinde daha akışkan olmasını sağlar, bağışıklığımızı iyileştirir. O zaman ne duruyoruz? Haydi tariflere bir göz atalım.

İncelten yumurtalı semizotu

- ☺ 1 demet ufak ufak parçalanmış semizotu
- ☺ 2 adet küp doğranmış kuru soğan
- ☺ 4- 5 diş doğranmış sarmısak
- ☺ Pul biber
- ☺ 150 gram kıyma
- ☺ 2 adet yumurta
- ☺ Karabiber
- ☺ Limon

Yapılışı: Soğan ve kıymayı suyunu çekene kadar soteleyin, üzerine semizotlarını ekleyin. Tencerenin kapağını kapatarak 10 dakika kadar pişirin. En son çırpılmış yumurtaları üzerine ekleyin, 10 dakika kadar daha ağzı kapalı pişirin, limonla ve karabiberle servis yapın.

Metabolizma çalıştıran yoğurtlu semizotu

- 1 demet yaprakları ayıklanmış semizotu
- 1 çay bardağı haşlanmış buğday
- 2 bardak yoğurt
- 2 adet küp küp doğranmış salatalık
- 2 diş dövülmüş sarmısak
- Yarım demet taze nane

Yapılışı: Tüm malzemeyi cam kapta karıştırın, üzerini taze nane yaprakları ile süsleyip servis yapın.

Damar koruyan, şişlikleri azaltan tonbalıklı semizotu

- 1 kutu yağı süzülmüş tonbalığı
- 2 adet közlenmiş kırmızı biber
- 2 adet ince doğranmış yeşil soğan
- 2 adet doğranmış domates
- Yarım demet ince doğranmış maydanoz
- Yarım demet yaprakları ayıklanmış semizotu
- 2 adet ceviz içi
- 1 yemek kaşığı kekik
- 1 tatlı kaşığı zeytinyağı
- 1 adet limonun suyu ve karabiber

Yapılışı: Tüm malzemeleri cam bir kapta karıştırın, servis yapın.

Kâğıtta sebzeli karışık balık

- 250 gram somon
- 250 gram dilbalığı
- 1 adet ince doğranmış kuru soğan
- 4-5 diş küçük doğranmış sarmısak
- 2 adet kabuğu alınıp küp küp doğranmış domates
- 2 adet yuvarlak doğranmış kabak
- 2 adet küp küp doğranmış havuç
- 2 adet küp küp doğranmış patates
- İnce kıyılmış yarım demet maydanoz
- Az tuz, karabiber, pul biber
- Limon
- Yağlı fırın kâğıdı

Yapılışı: Yağlı fırın kâğıdını yayın ve üzerine küçük küçük doğradığınız balıkları ve tüm sebzeleri koyarak baharatlarla karıştırın. Yaptığınız harcı kâğıdın içine sarın ve fırında yaklaşık 40 dakika pişirin. Servis yaparken ince kıyılmış maydanoz ve limon parçaları ile süsleyin. İster büyük bir fırın kâğıdına tüm malzemeyi koyarak yapabilirsiniz, isterseniz de daha küçük parçalar kesip herkese 1 porsiyon şeklinde de ayarlayabilirsiniz.

Kas yapan, tok tutan ıspanaklı somon

- Yarım kilo ıspanak
- 4 dilim somon
- 1 çay bardağı süt
- 1 yemek kaşığı tam buğday unu
- 1 yemek kaşığı zeytinyağı
- 1 çay bardağı rendelenmiş az yağlı kaşarpeyniri
- Bol karabiber
- Az tuz

Yapılışı: Ispanakları kendi suyu ile suyunu çekene kadar yumuşatın. Piştikten sonra karabiber, az tuz ve 1 yemek kaşığı zeytinyağı ile marine edin.

Somon balıklarını yapışmaz teflon tavada alt-üst ızgara edin.

Ayrı bir tavada tam buğday unu ile sütü karıştırarak beşamel sos hazırlayın, içine biraz da karabiber ekleyin.

Fırın tepsisine yağlı fırın kâğıdını serin. 2-3 yemek kaşığı marine ıspanak, üzerine 1 dilim somon, üzerine 1 yemek kaşığı beşamel sosunuzu ve bir tutam da kaşarpeyniri ekleyin. Bütün somon dilimlerini ayrı ayrı bu şekilde hazırlayın. Tüm malzemeyi bu şekilde fırına verin, yaklaşık 15 dakika pişirerek sıcak servis yapın.

Sebzeli balık buketi

- 3 adet közlenmiş kırmızı biber
- 2 adet közlenmiş patlıcan
- 1 adet rendelenmiş kuru soğan
- 250 gram haşlanmış ve didiklenmiş beyaz balık (lüfer, çipura, levrek, dilbalığı)
- 2-3 yemek kaşığı dövülmüş badem
- Yarım demet ince doğranmış maydanoz
- Az tuz, karabiber, pul biber

Yapılışı: Közlenmiş patlıcan, kuru soğan rendesi, badem, maydanoz, baharatlar ve haşlanıp didiklenmiş balığı karıştırın. Elde ettiğiniz karışımı ikiye böldüğünüz közlenmiş biberlerin içine koyarak sarın. Yağsız tavada ısıtarak sıcak servis yapabilirsiniz.

Hamsili yaprak sarması

- 40 adet hamsi
- 20 adet asma yaprağı
- 1 çay bardağı bulgur
- 1 çay kaşığı deniz tuzu
- 1 tatlı kaşığı tane karabiber
- 1 ince doğranmış kuru soğan
- 3-4 diş sarmısak
- 2 adet limonun suyu
- Yarım çay bardağı zeytinyağı
- 3 adet domates rendesi

Yapılışı: Hamsilerin kılçıklarını çıkarın, ikiye üçe bölün. Üzerine limon, soğan, sarmısak, bulgur, domatesin yarısını ve zeytinyağını ekleyerek harç yapın. Asma yapraklarını kaynar suda yumuşatın. Suyunu sıkıp hamsili içle güzelce sarın ve yağlı fırın kâğıdına dizin, üzerine kalan domates rendesini ekleyerek fırında pişirin.

Kolesterol düşürücü diyet

Sabah

- 4-5 yemek kaşığı yulaf ezmesi
- 1 su bardağı az yağlı süt
- 2 adet ceviz
- 1 küçük muz veya elma

Öğlen

- 4 yemek kaşığı bulgur pilavı
- 4 yemek kaşığı zeytinyağlı sebze yemeği
- 1 tatlı kaşığı ketentohumu eklenmiş pancarlı salata, 4 yemek kaşığı az yağlı yoğurt

İkindi

- 2 dilim çavdar ekmeği ve beyazpeynirle yapılmış tost
- 1 adet portakal veya greyfurt

Akşam

- 1 dilim tam tahıl ekmeği
- 100 gram (el büyüklüğünde) fırınlanmış somon
- 1 tatlı kaşığı ketentohumu eklenmiş pancarlı bol salata

Kansızlık ve kilo

Kansızlık kilo aldırır mı? Evet aldırır!

Belki hiç farkında değilsiniz ama eğer kansızsanız bu durumu da fazla kilolu olmanızın nedenlerinden biri olarak görebilirsiniz.

Biz kadınlar her ay âdet kanaması ile birlikte vücudumuzdan kan kaybederiz. Özellikle doğurganlık çağında bir iki doğum da yapılınca kansızlık bir alın yazısı şeklinde kendini gösterir. Birçok kadın kansızlık yaşayınca önce bir doktora gider, doktor ona demir hapı verir. Tam demir ilacını kullanmaya başlar bu defa etraftan, "Aman sakın içme, demir hapı şişmanlatır" dendiğini duyar ve şişmanlamamak için demir hapı almaktan vazgeçer. Halbuki tam tersi, KANSIZLIK KİŞİYİ ŞİŞMANLATABİLİR, DEMİR HAPI KİŞİYİ ŞİŞMANLATMAZ!

Nasıl mı? Kansızlık yaşadığınızda halsizlik, yorgunluk, baş dönmesi, konsantrasyon güçlüğü çekersiniz. Kendinizi iyi hissedebilmek için sürekli bir şey yeme isteği duyarsınız. Yedikçe kilo alırsınız, kansızlığınız devam ettikçe daha fazla yorgunluk duyarsınız, yedikçe daha çok kilo alırsınız. Öbür taraftan fazla kilo almaya başladıkça ensülin metabolizmanız bozulur, şeker hastalığına yatkınlık ortaya çıkar ve domino taşlarının peş peşe düşmesi gibi metabolizmanızdaki dengeler birbiri ardına bozulur.

Eğer halsizlik, yorgunluk, konsantrasyon kaybı, unutkanlık, çarpıntı, saç dökülmesi ve tırnak kırılması yaşıyorsanız, âdetleriniz 4 günden fazla sürüyorsa ve günde 3 pedden fazla kirletiyorsanız size yine bir dahiliye ve kadın-doğum uzmanının yolları göründü demektir.

Eğer erkekseniz ve kansızlık sorunu yaşıyorsanız bu hiç NORMAL DEĞİLDİR, vakit kaybetmeden dahiliye hekimine başvurarak altta yatan nedenlerin aydınlatılması gerekir. Çünkü erkekler kadınlar gibi âdet görmedikleri için vücutlarından kan kaybı olmaz. Eğer kan kaybı yaşıyorlarsa mutlaka altta yatan bir neden vardır. Araştırılması gerekir.

Kan yapıcı gıdalar

Bu gıdalara özen gösterin ve sofranızda bulundurun!

Karaciğer, pekmez, kırmızı et, semizotu, çiğ ıspanak, brükselläahanası, kuru kayısı, kuru üzüm, yeşil mercimek, ciğer, somonbalığı, kuru baklagiller.

Kansızlıkta dikkat edilmesi gerekenler

- Doktorunuz size demir hapı önerdiyse gece yatarken kullanmanızı tavsiye ederim. Çünkü demir hapları yan etki olarak midede ezilme duygusu oluşturuyor. Bu durum yeme ihtiyacınızı tetikleyebilir. Ama gece yatarken kullandığınızda uykuda bu durumun çok farkına varmazsınız.
- Demir haplarının aç karnına biyoyararlılığı çok yüksektir. Gece yatarken de aç olduğumuz için vücut tarafından daha iyi emilirler.
- Çay ve kahve beslenme ile vücuda giren demirin emilmesini önler. O nedenle yemekten hemen sonra çay veya kahve içmeyin.
- Yoğurt ve süt de kalsiyum emilimini önler. Eğer kansızlık yaşıyorsanız yoğurt, ayran ve sütü ana öğünlerinizde kullanmayın. Ara öğünlerinizde tercih edin.
- C vitamini demir emilimini artırır. Özellikle etin yanında bol limonlu yeşil salataya ağırlık verin.
- Kansızlık yaşayan kadınlar özellikle pekmez içerek kansızlıklarını yenmeye çalışırlar. Eğer kansızlık sorununuz fazla ise galon galon pekmez içseniz de çok işe yaramaz. Sadece çok fazla pekmez tüketmeye bağlı olarak olsa olsa biraz daha şişmanlayabilirsiniz. O nedenle tıbbi tedaviye özen gösterin.

Tarifler

Kan yapıcı piyaz

- 1 bardak haşlanmış kuru fasulye
- Yarım demet kuzu ıspanak
- 2 adet haşlanmış yumurta
- 1 çay bardağı lor peyniri
- 1 adet limonun suyu
- 1 adet jülyen doğranmış mor kuru soğan
- Az tuz
- 1 yemek kaşığı zeytinyağı
- Karabiber, pul biber

Yapılışı: Tüm malzemeyi doğrayıp karıştırın. Üzerine baharatlarını ekleyerek servis yapın.

Kan yapan bademli meyve tatlısı

- 3 adet armut
- 2 adet kırmızı elma
- 1 adet portakalın suyu
- 1 yemek kaşığı pekmez
- Tarçın
- 10 adet dövülmüş badem

Yapılışı: Meyveleri teflon küçük bir tencereye koyun, çok kısık ateşte 1 yemek kaşığı su ile yumuşatın. Hafif yumuşayınca üzerine portakal suyu ve pekmez ilave ederek biraz daha pişirin. Badem ve tarçınla süsleyerek servis yapın.

Kan yapan barbunyalı salata

- 1 bardak haşlanmış barbunya
- Yarım demet roka
- Yarım demet maydanoz
- Yarım demet yeşil soğan
- Yarım demet taze nane
- Yarım demet tere
- 2 adet haşlanmış yumurta
- 1 yemek kaşığı zeytinyağı
- Az tuz
- Karabiber
- Pul biber
- 1 adet limonun suyu

Yapılışı: Tüm malzemeyi ince ince doğrayın ve karıştırıp servis yapın.

Kanım ciğerim

- Yarım kilo karaciğer
- 3 adet kuru soğan
- 5-6 adet yeşil biber
- Yarım demet maydanoz
- Karabiber, kimyon ve pul biber

Yapılışı: Ciğeri kuşbaşı doğrayın, soğan ve biberle soteleyin, baharatlarını atın. Piştikten sonra maydanozla süsleyerek servis yapın.

Menopoz şişmanlatır mı?

Menopoz kadınların korkulu rüyası ve kaçınılmaz son... Bazen erken bazen geç... Eğer 40 yaş ve öncesinde âdetler kesilmişse buna erken menopoz diyebiliriz. Genelde 45 yaştan itibaren ve sonrasında menopoz kendini gösterir.

1800'lü yıllara kadar menopozun neredeyse bilinmediğini biliyor musunuz? Çünkü ortalama insan ömrü kırk yıl olduğu için çoğu kadın menopoz yaşını göremeden hayata veda ediyordu. 1900'lü yıllarda tıbbın ilerlemesi ve her geçen gün insan ömrünün uzaması ile menopoz hakkında daha fazla bilgi edinir olduk.

Kadınlık hormonu olan östrojenin koruyucu etkisinin vücuttan kalkması, yumurtlama fonksiyonlarının son bulması olarak da düşünebiliriz bu dönemi. Menopoz bir hastalık değildir, sadece kadınlar için bir dönemdir. İşte bu dönem öncesinde ve sonrasında vücudumuza bakmayı bilirsek, doğru beslenmeye özen gösterirsek sağlıklı bir vücuda yine de sahip olabiliriz. Ama şunu unutmamak gerekiyor, yirmili yaşlardan sonra metabolizma hızı her on yılda bir yaklaşık yüzde 2-4 arasında yavaşlar. Bu yavaşlama hızı menopozdan sonra yüzde 10'lara kadar çıkabilir. O nedenle menopoz sonrasında kilo almamaya çok önem vermek gerekir.

Eğer âdetlerinizin arası açılıyorsa, 6 aydan uzun süredir âdet görmemişseniz menopoz kapınızı çalıyor olabilir. Eğer buna ilave olarak; çarpıntı, sinirlilik, ara ara gelen sıcak basması, sık tekrarlayan baş ağrıları, uykusuzluk, seksüel istekte azalma ve vajinal kuruluk şikâyetleriniz de başlamışsa bir kadın-doğum uzmanına başvurmakta fayda var.

Menopoz başladıktan sonra kadın vücudu için her zaman bir avantaj yaratan östrojenin ortamdan çekilmesi ile birlikte bakın neler başımıza gelmeye başlıyor;

METABOLİZMA HIZINDAKİ AZALMA YÜZDE 10'LARI BULUYOR; her şeyden önce daha çabuk yağlanmaya başlıyoruz.

ÖSTROJENİN KEMİKLER ÜZERİNDEKİ KORUYUCU ETKİSİ AZALIYOR; menopozla birlikte kemikler erimeye başlıyor. Eğer yeterli kalsiyum alınmaz ise 50 yaşından sonra kadınlarda kalça kırığı riski artırıyor. Kemikleri korumak için GÜNEŞ, HAREKET VE KALSİYUM her zamankinden daha çok önem kazanıyor.

KALP-DAMAR HASTALIKLARI RİSKİ ARTIYOR; menopoz öncesi kadınlarda kalp-damar hastalıkları riski erkeklerden daha az iken, menopozla birlikte bu risk eşitleniyor. Östrojenin vücutta azalması damarsal risk faktörlerini artırıyor. O nedenle menopozdan sonra damarlara daha iyi bakabilmek için; SİGARAYI BIRAKIN, TUZU AZALTIN, HAREKET EDİN.

DEPRESYON VE DUYGU DURUM DEĞİŞİKLİKLERİ ARTIYOR; östrojenin azalması kadınları, daha çabuk öfkelenmelerine, ağlamalarına, duygusal gelgit yaşamalarına yol açan bir hormonal dengesizlik durumuna da sokuyor ne yazık ki... Bu durumdan etkilenmemek için GÜNDE 8 SAAT DÜZENLİ UYUYUN, GÜN IŞIĞINDA 1 SAAT YÜRÜYÜŞ YAPIN.

SEKSÜEL İSTEKTE AZALMA, SICAK BASMASI, TERLEME VE VAJİNAL KURULUK; bu durumda kadın-doğum doktorunuza da danışarak gerekirse lokal ve sistemik etkili hormon tedavisi de verilebilir.

Menopoz ve sonrasında bu 3 yiyeceğe dikkat edin

1) **TUZ:** Çevremizde o kadar fazla gizli tuz kaynağı var ki, belki yemeğimize ekstradan tuz atmıyoruz, tuzlukları sofradan kaldırdık ama ne yazık ki birçok yiyeceğin dayanıklılığını artırabilmek için yüksek miktarda tuz kullanılıyor. Peki bu yüksek tuz menopoz sonrasında vücudumuza ne yapıyor sizce? Erimeye başlama potansiyeli olan kemiklerimizin erimesini kolaylaştırıyor. O nedenle GİZLİ TUZ ORANI YÜKSEK YİYECEKLERİ TEKAR HATIRLAYALIM; peynirler, zeytinler, şarküteri ürünleri, salamuralar, turşular, bisküviler, cipsler, çerezler... Biliyorsunuz bunların ayrıca tansiyon yükseltme ve damar hasarı yapma etkileri de

çok yüksek. O halde menopoz ve sonrasında hep birlikte TUZU VE GİZLİ TUZU YÜKSEK YİYECEKLERE BİR DUR DİYELİM.

2) **PROTEİNLER:** Aslında geleneksel beslenmemizde protein çok tüketmiyoruz. Biz ne zaman aşırı protein tüketmeye başlıyoruz biliyor musunuz? ZAYIFLAMAYA ÇALIŞIRKEN! Özellikle menopoz sonrasında metabolizma hızı azaldığı için biliyorsunuz yağlanma kolaylaşıyor. Bunun için de mucize formüllerin peşinde koşuyoruz ve hızlı kilo vermek için protein ağırlıklı diyetler yapıyoruz. Bu diyetler bize hızlı kilo verdirseler de İÇ ORGANLARIMIZA BOMBA ATILMIŞ ETKİSİ yapıyor. Kalp-damar hastalıklarını, karaciğer yağlanmasını bir kenara bırakın, yüksek proteinler vücuttan atılırken kemikten kalsiyum çekiyor ve kemiklerimizi eritiyor. EVET, YANLIŞ DUYMADINIZ, YÜKSEK PROTEİNLİ TEKYÖNLÜ DİYETLER KEMİKTEN MİNERAL KAYBINI HIZLANDIRIR. Siz siz olun asla tekyönlü diyetler yapmayın. Doğadan gelen tün yiyecekler bir lütuf bize ve hepsinin vücudumuza ayrı ayrı yararı var. Sebzemizi, meyvemizi, sütümüzü, yoğurdumuzu, etimizi, yumurtamızı, ekmeğimizi, bulgurumuzu yiyerek yaşayalım.

3) **KALSİYUMU VÜCUDUNUZA KAZANDIRIN:** Menopozda daha sağlam kemikler istiyorsak aslında onlu yaşlarımızdan itibaren kemik kütlemizi artıracak şekilde yeterli kalsiyum almaya çalışmak gerekiyor. Bunun için de her gün taze süt, yoğurt, ayran, peynir yemeye özen gösterin. Bununla birlikte güneşin vücudumuzda kalsiyum açısından çok büyük önemi var. Çünkü D vitamini kaynağı. Bu da bir anlamda kalsiyum kaynağı. O nedenle her gün saat 11-15 arasında bir yarım saat kadar kolumuzu, bacağımızı çıplak olarak güneşe tutmakta fayda var. Aynı zamanda kuru baklagiller de menopozda hem iyi bir kalsiyum, hem iyi bir lif hem de iyi bir kısmi östrojen kaynağıdır.

Menopozda lütfen bunlardan uzak durun

KIZARTMALAR: Her tür yiyeceği haşlayarak, ızgara yaparak veya fırında pişirin.

PASTANE ÜRÜNLERİ: Poğaçalar, açmalar, börekler, tatlılar, kekler, kurabiyeler.

TUZU YÜKSEK YİYECEKLER: Tuzlu peynirler, zeytinler, salamuralar, turşular, çerezler.

Menopozda bunları lütfen sık tüketin

YOĞURT, SÜT, AYRAN: Kalsiyum ihtiyacınız için elzem, her gün en az 3 bardak.

KURU BAKLAGİLLER: Vücutta kısmi östrojen etkisi gösteriyor; hem menopoz şikâyetlerini hafifletiyor, hem de damar hastalıklarına karşı koruyucu, haftada en az 3 gün mutlaka yiyin.

BOL YEŞİLLİK, BOL SALATA: Hem iyi bir C vitamini kaynağı hem de iyi bir lif kaynağı, kalsiyum açısından ayrı bir destek.

YAĞLI TOHUMLAR: Ceviz, fındık, badem, fıstık; içerdikleri iyi yağlar damarları koruyor, kısmi östrojen etki bunlarda da var. Ama porsiyona dikkat; 10 adetten fazla yerseniz kilo alabilirsiniz.

Bir günlük menopoz mönüsü örneği

Sabah:
- 1 dilim peynir
- Maydanoz, roka, tere
- 3 adet ceviz
- 1 fincan limonlu yeşil çay
- 1 dilim tam buğday ekmeği

Ara:
- 1 bardak süt
- 3 adet kuru kayısı

Öğlen:
- 1 kâse mercimek çorbası
- 4 yemek kaşığı kıymalı ıspanak
- 1 büyük kâse yoğurt
- Bol yeşillikli salata

İkindi:
- 1 kâse yoğurt
- 3 yemek kaşığı yulaf ezmesi
- 1 adet büyük elma
- 10 adet badem

Akşam:
- 1 dilim ekmek
- Orta büyüklükte ızgara balık
- Bol salata

Menopozdaki mucize yiyecekler; kuru baklagiller

Kuru baklagiller özellik arz eden yiyeceklerdendir. Kuru fasulye, nohut, mercimek, barbunya, iç bakla, kuru börülce gibi yiyecekler bu grubun üyeleridir.

Yüzyıllardır sofralarımızın baş tacıdır kuru baklagiller. Bu yiyeceklerin en önemli özelliği hem protein hem karbonhidrat içermeleridir. Halk arasında baklagiller için, "Fakirin etidir" söylemi yer etmiştir. "Et bulamıyorsan nohut ye" cümlesi bir slogan haline gelmiştir. Her ne kadar bunlar söylense de kuru baklagillerin protein içeriği hayvansal proteinlere göre daha zayıftır. O nedenle özellikle bu yiyecekler hazırlanırken et, kıyma, peynir gibi hayvansal protein içeriği yüksek bir gıda ilave edilirse vücutta biyoyararlılığı daha iyi hale gelir.

Kuru baklagillerin en önemli ikinci özelliği, bunların şeker içeriği düşük karbonhidrat grubu olmasıdır. Yani kan şekerini hızlı yükseltmezler. Vücudun ihtiyacı olan şekeri kontrollü bir şekilde kana verirler. Şeker hastalarında bu açıdan kan şekerine olumsuz etkisi olmaz. Ama burada dikkat edilmesi gereken nokta, doğru porsiyonda yemektir. Eğer kuru baklagiller çok faydalıymış diyerek iki tabak yenirse kan şekerini yine de çok yükseltebilir. Bununla birlikte kuru baklagillerin yanında yenilen ekmek, pilav gibi karbonhidrat oranı yüksek besinlerde de sınırlama yapılmalıdır. Örneğin 1 tabak kuru fasulye, 1 tabak pilav, 2 dilim ekmekle beraber yenirse hem kan şekerini çok yükseltir, hem de kilo artışı yapar. Kuru baklagillerin limonlu piyaz şeklinde veya salatalarda limonla birlikte kullanımı kan şekerini daha iyi dengeler.

Kuru baklagiller lif açısından çok zengindir. Bağırsakta hacim oluştururlar ve bağırsak hareketlerine çok olumlu etkileri vardır. Kabızlık sorunu olanların haftada iki üç kez düzenli kuru baklagil yemesi bağırsak alışkanlıklarını iyileştirir. Bununla birlikte bu yiyecekler eser elementler ve vitaminler bakımından da son derece zengindir.

Kuru baklagillerin en önemli özelliği belki de, bu yiyeceklerin ilaç sayılmasıdır. Fitoöstrojen açısından zengindirler. Yani bu yiyeceklerin içinde kısmi östrojen içeren bileşenler bulunur. Ailesinde meme kanseri öyküsü bulunan kadınlarda koruyucu özelliği vardır. Ayrıca düzenli tüketiminin kadında menopoz semptomlarını azalttığına dair birçok yayın bulunmaktadır.

Ancak meme kanseri tanısı almış hastaların bu yiyeceklere dikkatli yaklaşımı gerekiyor. Çünkü içlerinde östrojen benzeri maddeler olduğu için meme kanseri olmayanlarda koruyucu etki gösterirken, meme kanseri tanısı alanlarda çok sık ve büyük miktarda tüketimi hastalığın hızlanmasına neden olabilir.

Altın değeri olan kuru baklagilleri düzenli tüketmenin sağlık üzerine çok olumlu etkileri olduğu açıktır. Bu yiyecekleri sadece yemeğini yaparak tüketmemeli, bazen yaptığımız salataların içine de çeşit olarak eklemeliyiz. Özellikle şeker hastalarının, haftada birkaç gün, günde bir öğünü bu şekilde yapması, hatta yerken yanına bir bardak ayran veya bir kâse yoğurt eklemesi çok faydalı olacaktır.

İşte size menopoz tarifleri

Menopoz piyazı

- 1 çay bardağı haşlanmış kuru fasulye
- 1 çay bardağı haşlanmış nohut
- 1 çay bardağı haşlanmış yeşil mercimek
- 2 adet közlenmiş kırmızı biber
- 2 adet közlenmiş patlıcan
- Yarım demet yeşil soğan
- Yarım demet maydanoz
- Yarım demet nane
- 1 adet limonun suyu
- 1 yemek kaşığı zeytinyağı
- Az tuz, pul biber, karabiber

Yapılışı: Tüm malzemeleri ince ince doğrayıp, haşladığınız kuru baklagillerle karıştırın. Sosunu ekleyin.

Bir öğünde tek çeşit yiyeceksiniz yanına 1 bardak da ayran içmenizi tavsiye ederim. Böylelikle kalsiyum açısından çok zengin beslenmiş olursunuz. Aynı zamanda kuru baklagillerin vücutta östrojen benzeri etki gösterdiğini unutmamak lazım. Haftada en az iki kez kuru baklagil yemeye özen gösterin.

Mantarlı ıspanak

- 1 kutu mantar
- 1 adet kuru soğan
- 1 demet ıspanak
- 2 adet yumurta
- 1 yemek kaşığı zeytinyağı
- Karabiber, pul biber, az tuz

Yapılışı: Soğanı az yağda yumuşatın, üzerine dörde böldüğünüz mantarları ekleyin. Mantar suyunu çekmeye yakın elinizle parçaladığınız ıspanakları üzerine atın, az tuz, az karabiber serpin, ıspanaklar hafif renk değiştirince yumurtaları kırın, 4 dakika kadar ağzı kapalı olarak pişirin. Sıcak servis yapın. Kolesterol açısından fakir, iyi bir protein kaynağı olan mantarı, ıspanak ve dengeli kolesterol içeren yumurta ile birleştirince işte ortaya bu hafif, sindirimi kolay, tok tutan, kemik koruyan tarif çıkıyor. Yanında 1 kâse yoğurt ve 1 dilim ekmekle yemenizi tavsiye ederim.

Mantarlı, kuru börülceli pazı kavurma

- 10 adet büyük boy mantar
- 1 adet salçalık kırmızı biber
- 1 bardak haşlanmış kuru börülce
- Yarım demet pazı
- 1 adet büyük kuru soğan
- 1 yemek kaşığı zeytinyağı
- Pul biber, karabiber, az tuz

Yapılışı: Soğanları ve kırmızı biberi küçük küçük doğrayıp zeytinyağında yumuşatın, sonra mantarları ekleyin. Mantar suyunu çekince haşlanmış kuru börülceleri ekleyin. Biraz daha pişirin, en son doğranmış pazıyı koyun. Baharatını ve tuzunu ekleyerek sıcak servis yapın.

Yoğurtlu nohut ezmesi

- 2 su bardağı haşlanmış nohut
- 2 diş sarmısak
- 1 tutam taze nane
- 1 tutam maydanoz
- 1 tutam tere
- 1 tutam roka
- 2 su bardağı yoğurt
- Az tuz
- 3-4 adet ceviz

Yapılışı: Nohutları haşlayın, rondodan geçirip ezme haline getirin. Yoğurdu sarmısak ve ince kıyılmış yeşilliklerle karıştırın. Nohut ezmesinin üzerine koyun. Cevizle süsleyerek servis yapın.

Narlı gençlik salatası

- 1 demet semizotu (yaprakları ayıklanmış)
- 2 adet közlenmiş kırmızı biber
- 2 yemek kaşığı lor peyniri
- 1 su bardağı ayıklanmış nar
- 3 adet ceviz içi
- 1 yemek kaşığı nar ekşisi
- Yarım adet limon

Yapılışı: Tüm malzemeleri cam kapta karıştırın, narla süsleyerek servis yapın.

Artık kışın kilo almayın!

Kış kilo almaktan en çok korktuğumuz mevsimdir. Gecelerin uzaması uyanık kaldığımız zamanı da uzatır ve kilonun en büyük nedenlerinden biri olan gece yemeleri kışın daha çok olur. İkincisi, kalın giysiler alınan birkaç kilonun da gizlenmesine yardım eder. Bu nedenle birkaç kilonun üzerinde çok durulmazken birden aşırı kilo alma da sözkonusu olabilir. Aynı zamanda soğuk havalarda vücut ısınmak için daha fazla yağa ihtiyaç duyar. Biliyorsunuz vücut ısımızı sağlayan organımız YAĞ DOKUMUZDUR. Bütün bunlarla birlikte kişi yazın yediği gibi soğuk sebze ve salatadan daha çok sıcak yemekleri, hamurlu, unlu, yağlı yiyecekleri daha çok sevmeye başlar. Yeme içeriği de bu şekilde değişmeye başlayınca ne olur? Kilo alımı kaçınılmaz olur.

Kışın vazgeçilmez yemeklerine şöyle bir göz atacak olursak;

İlk başta aklımıza çorbalar gelir. Eminim birçoğunuz çorbayı çok masum, su gibi bir yiyecek olarak görüyorsunuz. İşte size çorba konusundaki gerçekler:

Çorbalar yapılırken ne çorbası olursa olsun içine mutlaka ya patates ya mercimek ya bulgur ya pirinç ya buğday ya un ya şehriye ya da buğday girer. Yani çorba ekmek grubu yiyeceklerden biri olur. Bir de içine genelde et suyu veya tavuk suyu veya krema koyarsınız, üzerine de ayrıca yağ eklersiniz. O zaman çorba olur kalori bombası. Bir de ana yemeğe başlamadan önce çorba ile açılış yaparsınız içine 1-2 dilim ekmek doğradığınızda yağ hücreleriniz de hemen büyümeye başlar.

Aslında çorbaların hepsinin vücuda ayrı ayrı çok faydası var. Yeter ki doğru pişirelim doğru yiyelim.

İşte size çorba doğruları:

- Çorbayı pişirirken içine karbonhidrat değeri yüksek tek çeşit besin koyalım. Yani ya patates ya mercimek ya şehriye ya un. Sadece bir tanesini tamamlayıcı olarak kullanalım.
- Et veya tavuk suyu koyduğumuz çorbalara ayrıca yağ eklemeyelim.
- Kremaları çorbalarımızdan kaldıralım. Kremalı tariflere aynı miktar süt koyduğunuzda da aynı lezzeti elde edersiniz.
- Çorba ile birlikte ekmek yemeyelim.
- Çorba içtiğimiz öğünde, tek çeşit ana yemek, salata ve yoğurt yiyelim. Ayrıca pilav, makarna, börek, patates gibi bir yardımcı yemek yemeyelim.

Gelelim çorbaların vücudumuza faydalarına;

- MERCİMEK ÇORBASI – Mercimek altın değerindeki bir yiyecek İster kırmızısı ister yeşili, ister çorbası, ister salatası... Mutlaka sofralarınızda yer alsın. İyi bir protein kaynağı, iyi bir lif kaynağı ve iyi bir karbonhidrat kaynağı. Bağırsak çalıştırır, vücudunuzu onarır, menopoz şikâyetlerini azaltır. Haftada iki defa mercimekli bir çorbaya sofralarınızda yer açın.
- YOĞURT VE YAYLA ÇORBASI – İşte size tam bir kalsiyum kaynağı
  Müthiş bir çorba. Yalnız pişirirken pirinç yerine aşurelik buğdayla yapmanızı tavsiye ederim. O zaman sizi daha da uzun süre tok tutar. Yanına sadece salata alarak hiç ana yemek yemeseniz de bir öğün olarak düşündüğünüzde oldukça besleyici olur. O zaman ne diyoruz; YOĞURT ÇORBASI VARSA BAŞKA YEMEĞE İHTİYAÇ YOK!
- SEBZE ÇORBASI – Zayıflamak isteyenlere!
  Mevsim sebzelerini kullanarak çeşit çeşit yapabilirsiniz. Yalnız sebze çorbanıza krema eklemeyin, et suyu koyuyorsanız ayrıca yağ koymayın. Sebzelerin lif oranı yüksek olduğu için hem tok tutar, hem de boşaltımı hızlandırır. Dolayısıyla daha kolay kilo verirsiniz.
- DOMATES ÇORBASI – Gençleşmek isteyenlere!

Domates içerdiği likopen nedeniyle hücre onarımı ile birlikte kişiyi gençleştiriyor. Yalnız servis yaparken lütfen krema koymayın. Tam yağlı kaşarpeyniri yerine de az yağlı kaşardan yarım yemek kaşığından fazla koymayın.

- ET SUYU VE TAVUK SUYU ÇORBASI – Hastalıklara birebir!
  Hastalıklara, gribe karşı birebir: tavuk suyuna şehriye çorbası! Bol karabiberle tavuk suyuna çorbayı grip olduğunuzda mutlaka kullanın. Ancak ne diyoruz, bu tür çorbalardaki et suyu ve tavuk suyunun yağ oranı yüksek olduğu için ayrıca yağ eklemeyin. Yoksa çorba içerek şişmanlayabilirsiniz.
- BROKOLİ ÇORBASI – Kanserden korunmak isteyenlere!
  Brokoli vitamin, lif zengini bir sebzedir. Sadece çorba olarak değil yemeklerinizin yanında buharda haşlayarak da kullanabilirsiniz...
- BALIK ÇORBASI – Kalp ve kolesterol için şifa!
  Balık içerdiği iyi omega-3 yağ asidi ile kötü kolesterolle savaşıyor, damarlarımızı koruyor. Sofralarınızdan eksik etmeyin derim.
- ISPANAK ÇORBASI – Farklı lezzet arayanlara!
  Her tür vitaminden zengin ıspanağı mercimekle beraber pişirdiğinizde demir açısından da zenginleştirmiş olursunuz. Ancak bir püf noktasına dikkat etmekte fayda var, ıspanağı çorbaya en son ekleyin ve 2 dakikadan fazla kaynatmayın.
- TARHANA ÇORBASI – İlaç niyetine!
  En güzel geleneksel yemeklerimizden biridir tarhana çorbası. Özellikle büyüme gelişme çağındaki çocuklarınıza kışın haftada iki defa pişirin. Yaşlılar için, menopozdaki kadınlar için kemik güçlendirici etkisi vardır. Kıyma ile pişirirseniz besin değerini artırırsınız.
- MANTAR ÇORBASI – Sıfır kolesterol!
  İşte size sıfır kolesterollü muhteşem bir protein deposu. Yaz kış sofralarımızda yer bulan mantar, yüksek protein içeriği nedeniyle çok doyurucu. Çok sık acıkanlar, yiyorum yiyorum doymuyorum diyenler mantarı daha sık tüketebilirler. Çorba olarak yapılırken tam buğday unu veya yulaf kepeği konursa lif değeri daha da artırılabilir ve daha doyurucu hale gelir. Zayıflamak isteyenlere bir püf noktası; içine krema yerine süt koyun. Çünkü krema

yağ anlamına gelir ve çorbanın enerji değerini daha da yükseltebilir.

- KEREVİZ ÇORBASI – İştahsızlara!
  Hiç iştahım yok diyenlere de tavsiyemiz kereviz çorbası olsun; kerevizin rahiyası iştahı açar, öksürük keser, nefes almayı kolaylaştırır. Kerevizi yeşil mercimek ve havuçla kombinleyerek yapacağınız çorbalar aynı zamanda bir gençlik iksiri etkisi yapar.

Soğuklarda canınız daha çok tatlı çekebilir!

Kışın vücudumuz ısınmak için, enerji için daha çok tatlı çeker. Bununla birlikte soğukta insanın canı meyve yemek istemez. Meyveyi yeteri kadar vücudunuza almadığınızda, bu, kendini tatlı ihtiyacı şeklinde gösterebilir. Aynı zamanda hava muhalefeti dolayısı ile hareket de azaldığı için, eğer ensülin direnci gibi bir metabolik bozukluğunuz varsa ensülin direnci daha da artar. Bu durumda gözünüzün önünden baklavalar, revaniler, sütlaçlar geçebilir.

Eğer tatlıdan uzak durmak istiyorsanız, yağmur çamur demeden hareket etmeye çalışın. Tatlıdan uzak durmak için ikinci önlem olarak meyve yemeye özen gösterin. Özellikle kuru meyvelerin şeker oranı daha yüksektir.

Canınız çok tatlı çektiğinde, küçük bir bardak sütle birkaç adet kuru meyve yiyebilirsiniz. Sütün içindeki doğal şeker meyve şekeri ile birleştiğinde hem ihtiyacınızı karşılarsınız, hem de sağlıklı bir besin seçmiş olursunuz. Tatlı yiyerek vücudunuzu şeker, yağ ve un bombardımanına maruz bırakmaktan korumuş olursunuz.

Kış deyince aklımıza ilk gelenlerden biri de kestane kebap

En organik yiyeceklerden biridir kestane. Şu anda hiç yapay, hormonlu, ilaçlı kestane yok, buna inanabilirsiniz. Biz kestaneyi yağsız, çok masum bir yiyecek olarak görürüz ve bir oturuşta neredeyse 20 adet yeriz. Ancak, kestanenin karbonhidrat değeri çok yüksektir. 3 adet kestane yediğinizde 1 dilim ekmek yemiş kadar kalori alırsınız.

Kestaneyi yerken lütfen porsiyon miktarına dikkat edin. Tercihen ikindide yiyin. Akşam yediğinizde hareket etmediğiniz için kestaneden gelen şeker vücutta direkt yağlanma yapar. Kendinizi tutamayıp 7-8 adetten fazla kestane yediğinizde de akşamki ekmek hakkınızdan kesmeniz gerekir. Ne diyorduk? "SAYARAK ZAYIFLA, KALICI ZAYIFLA!"

Boza ve salep; kışın muhteşem ikilisi o kadar masum mu?

Kışın vazgeçilmez iki içeceği boza ve salep... Gerçekten tatları muhteşem ama kilo aldırmaları açısından da eşsiz iki içecek...

Boza tam bir karbonhidrat deposu. Ben genelde şişmanlamak isteyen hastalarıma boza öneriyorum. Zayıflamak isteyen ve illa da boza içmek istiyorum diyenlere de 1 küçük çay bardağı tadımlık öneriyorum. Ama yanına ayrıca leblebi yemeyin diyorum. Yani leblebi ile de ayrı bir kalori girdisine ihtiyaç yok diye düşünüyorum. Zayıflamaya çalışırken öncelikle, "YA HEP YA HİÇ" sloganından kurtulmaya çalışmak gerek. "ÜÇÜNCÜ LOKMA SON LOKMA" sloganını benimseyelim derim. Yani bir yiyeceği ihtiyaç için değil sadece zevk için yiyeceksek en fazla 3 lokma yiyelim.

Saleplerin ise çok suiistimal edildiğini düşünüyorum. Marketten aldığınız hazır salepler tam bir nişasta deposu. Şekerle zenginleştirildiği için kalori bombası haline geliyor. İlle salep diyorsanız, benim yaptığım gibi yapabilirsiniz; orijinal salebi aktardan alıyorsunuz, 1 bardak süte 1 çay kaşığı kadar ekleyip koyulaştırıyorsunuz ve balla servis yapıyorsunuz. Üzerine biraz da tarçın eklediğinizde en güzel tatlıdan daha güzel oluyor. Şifası da yanına cabası... Tarifler benden, uygulama sizden...

Kışın kilo almamak için yemek tarifleri

Şifa deposu portakallı kereviz çorbası

- 1 adet büyük kereviz
- 1 adet patates
- 1 adet havuç
- 1 adet pırasa
- 1 adet portakalın suyu
- 1 adet limonun suyu
- Yarım demet maydanoz
- Karabiber, pul biber, az tuz

Yapılışı: Malzemeleri bir arada pişirin, blendırdan geçirin. Piştikten sonra portakal, limon suyu, maydanoz ve baharatları ekleyin. Sıcak servis yapın.

Tok tutan, ısıtan kışlık çorba

- 100 gram tavuk kıyması
- Yarım demet pazı
- Yarım demet karalahana
- Yarım demet ıspanak
- 1 adet havuç
- 1 adet soğan
- 1 yemek kaşığı zeytinyağı
- Limon suyu
- Karabiber, pul biber, az tuz

Yapılışı: Tavuk kıymasını rendelenmiş havuç ve soğanla karıştırarak pişirin. Kıyma suyunu çekince üzerine su koyun. Su kaynayınca ıspanak, lahana ve pazıyı ekleyin. Pişince blendırdan geçirin. 1 yemek kaşığı zeytinyağı, limon, karabiber, pul biber ve tuz atın. Bol maydanozla sıcak servis yapın.

Köfteli ıspanak çorbası

- 250 gram kıyma
- Yarım kilo ıspanak
- 1 adet soğan
- 1 bardak süt
- 1 kaşık tam buğday unu
- 1 yemek kaşığı yağ

Yapılışı: Soğanı rendeleyin, karabiber ve tuzla birlikte kıymaya karıştırın. Küçük top köfteler yapın. Yağlı fırın kâğıdında fırına sürün. 200 derecede 20 dakika pişirin. Ayrı bir tencerede ıspanağı az suyla hafif haşlayın. Üzerine 1 bardak süt dökün. Unu yağda hafif kavurun. Ispanağın içine koyun, blendırdan geçirin. İçine pişirdiğiniz köfteleri koyun, bir taşım kaynatıp servis yapın.

Her derde deva çorba

- 1 adet kırmızı biber
- 1 adet yeşil kabak
- 1 adet havuç
- 1 adet kuru soğan
- 1 adet patates
- 1 adet kırmızı turp
- 1 adet küçük kereviz
- Birkaç yaprak lahana
- 1 adet domates
- 1 fincan bulgur
- Et suyu
- Az tuz, karabiber, pul biber

Yapılışı: Tüm sebzeleri et suyu ile haşlayın, blendırdan geçirin. Daha sonra ince bulguru ekleyip bir taşım kaynatın. Üzerine karabiber ve pul biber ekleyerek servis yapın. Arzu ederseniz limon ve taze zencefil de kullanabilirsiniz. Afiyet olsun!

Kolay havuç çorbası

- ☺ 4 adet havuç
- ☺ 1 adet kuru soğan
- ☺ 1 adet patates
- ☺ Tavuk suyu
- ☺ Az taze zencefil rendesi
- ☺ 1 tutam ince kıyılmış maydanoz
- ☺ Az tuz, karabiber

Yapılışı: Maydanoz hariç tüm sebzeleri tavuk suyu ile haşlayın. Blendırdan geçirin ve ince kıyılmış maydanozla sıcak servis yapın.

Dereotlu havuç çorbası

- ☺ 4 adet havuç
- ☺ Yarım demet dereotu
- ☺ 2 kaşık tam buğday unu
- ☺ 1 adet yumurta sarısı
- ☺ 3 diş sarmısak
- ☺ 1 bardak süt

Yapılışı: Havuçları rendeleyin, az sıvıyağda kavurun. İçine rendelenmiş sarmısağı atın, biraz kavurun. Üzerine su ekleyin. Su kaynarken, bir tarafta 2 kaşık unla yumurta sarısı ve 1 bardak sütü çırpın. Kaynayan çorbaya yavaşça karıştırın. Bir taşım kaynatın, indirmeden önce ince kıyılmış dereotu ile servis yapın.

Yeşil sebze çorbası

- ☺ 1 adet pırasa
- ☺ 5-6 adet yeşil fasulye
- ☺ 1 baş brokoli
- ☺ 1 tutam ıspanak
- ☺ 1 tutam pazı
- ☺ 1 avuç bezelye
- ☺ 1 çay bardağı yeşil mercimek
- ☺ 1 adet patates
- ☺ 5 bardak et suyu
- ☺ Karabiber, pul biber, az tuz

Yapılışı: Tüm malzemeyi et suyu ile haşlayın, blendırdan geçirin. Tuz, karabiber ve ince kıyılmış maydanozla servis yapın. Arzu ederseniz limon da sıkabilirsiniz.

Mercimekli, pazılı yoğurt çorbası

- 1 çay bardağı mercimek
- 1 bardak yoğurt
- 1 adet yumurta
- 1 yemek kaşığı tam buğday unu
- 2 diş sarmısak
- 1 yemek kaşığı zeytinyağı
- 1 tutam taze nane

Yapılışı: Mercimeği suda haşlayın. Ayrı bir yerde tam buğday unu, yoğurt ve yumurtayı çırpın, üzerine ılık su ekleyerek ayran kıvamına getirin. Daha sonra elde ettiğiniz ayranı yavaş yavaş, karıştıra karıştıra mercimeğe ekleyin. Bir taşım kaynatın, üzerine ince doğradığınız pazıları da ekleyerek bir taşım daha kaynatın. Ezilmiş sarmısak ve zeytinyağını karıştırın. Pişirdiğiniz çorbanın üzerine ekleyin. İnce doğradığınız taze nane ile servis yapın.

Kıymalı, ıspanaklı kumpir

- 4 adet patates
- 1 demet ıspanak
- 100 gram yağsız kıyma
- 1 adet soğan
- 2 dilim az yağlı dilpeyniri
- Az tuz, pul biber

Yapılışı: Patatesleri haşlayın. Çatalla iyice ezin. Ayrı bir tencerede soğan ve kıymayı birlikte pişirin. Kıymalar suyunu çekince ıspanağı ekleyin ve harlı ateşte ıspanak suyunu bırakmadan yumuşatın. Bu arada çatalla ezdiğiniz patatesin içine baharat, tuz ve rendelenmiş dilpeynirini katıp iyice karıştırın. Elde ettiğiniz kıymalı, ıspanaklı harcı patateslerin üzerine tepeleme yerleştirin. Sıcak servis yapın.

Yazın kilo kontrolünüzü kendi elinizde tutun

YAZ İÇİN HERKES KOLLARI SIVASIN, BU KEZ TATİLDE GÖBEKLERDEN, KALÇALARDAN, BASENLERDEN UTANMAK YOK! PİKNİK YAPARAK ZAYIFLAYACAĞIZ!

Aman dikkat! Yaza girerken şok diyetlerden uzak durun! Hedefiniz haftada 1, en fazla 2 kilo vermek olsun.

Piknik ve açık havada yemek yemek birçoğumuzun çok hoşlandığı yemek şeklidir aslında. Söz konusu açık hava olunca iştahlar açılır, mangallar yakılır ve bir taraftan yeme içme başlarken bir taraftan da vicdan muhasebesine girişilir. Eyvah yine kilo alacağım korkusu insanın içini kemirmeye başlar. Aslında açık havada yemek metabolizmayı hızlandırır ve kişiye hareket etme özgürlüğü kazandırır. Eğer piknikte yiyeceklerimizi doğru planlarsak, piknik sonrası da size tavsiye edeceğim beslenme şeklini uygularsak, hem eğlencemizden mahrum kalmayız, hem de kilo kontrolümüzü sağlayabiliriz.

Piknik sepetine bu yiyecekleri asla koymayın

Gazlı içecekler, şekerli hazır meyve suları, cipsler, kızartmalar, yağlı börekler, salam-sosis-şarküteri ürünleri, kurabiyeler.

Piknik sepetinizde olması gerekenler

Kepekli ekmeğe peynirli sandviç, bol sebzeli az yufkalı börek, fırında yapılmış kuru köfte, salatalık malzeme, yoğurt, ayran, birkaç çeşit az zeytinyağlı sebze yemeği, taze meyveler, bol su.

Pikniğe giderken top ve atlayacak ipi de sepetin bir tarafına koymak gerekir.

Olabilecek küçük kazalara karşı yanınızda bulunması gereken

küçük önlem paketi olarak da oksijenli su, Batticon, gazlı bez, küçük buz kalıpları ve termos, alerji öyküsü varsa belki bir kutuda antihistaminik hap.

Mangal: azı karar, çoğu zarar

Birçoğumuz da piknikte mangal yapmaktan hoşlanırız. Mangal yaparken eğer kuzu şiş, bonfile, pirzola, tavuk şiş gibi parça etleri seçersek tavuk kanadı ve kıyma etlere göre daha az kalori almış oluruz.

Ama çoğu kez mangal yaparken de içimiz içimizi yer, mangalda pişirince gıdalar kanserojen mi oluyor diye. İşte size mangal yaparken kanser riskini azaltacak beş önlem:

1) Eti mutlaka terbiye edin. Terbiye dumandan gelen kanserojen riskini azaltır, yanmayı önler.

2) Etin, üzerine konacağı ızgarayı kuru soğanı ikiye bölerek iyice silin. Izgarayı yağla silmeyin. Çünkü yağ duman çıkmasını kolaylaştırır. Dumanda kanserojen maddeler vardır.

3) Etin yanında C vitamini açısından zengin, taze sıkılmış portakal suyu ve bol maydanoz salatası yiyin. Etin içindeki demir vücudunuz tarafından daha iyi kullanılır.

4) Mangalda patlıcan, kuru soğan, patates, yeşil biber gibi sebzeleri közleyin ve tabağınıza daha çok bunlardan koymaya çalışın.

5) Kömürün iyice kor haline gelmesine özen gösterin; etle kömür arasında mümkün olduğunca çok mesafe bırakın.

Piknikte çok yedim diyorsanız, İşte size acil kilo verdirecek "birler" çorbası diyeti

- ☺ 1 adet soğan
- ☺ 1 diş sarmısak
- ☺ 1 adet havuç
- ☺ 1 adet pırasa
- ☺ 1 adet yeşil biber
- ☺ 1 adet kırmızı biber
- ☺ 1 adet patates
- ☺ 1 adet kabak
- ☺ Biraz ıspanak
- ☺ 1 küçük fincan ince bulgur
- ☺ 1 yemek kaşığı zeytinyağı

Yapılışı: Küçük doğranmış soğan, sarmısak, pırasa ve havuç 1 yemek kaşığı zeytinyağıyla pişirilir. Malzemeler yumuşayınca üzerine rendelenmiş domates eklenir. Domates pişince üzerine 5 bardak su konur. Su kaynayınca içine küçük doğranmış diğer sebzeler ilave edilir ve sıcak servis yapılır.

Piknikte sonra ertesi gün beslenmesi

Sabah:
- 1 bardak süt
- 3 yemek kaşığı müsli
- 1 adet küçük muz
- İki adet ceviz.

Öğlen:
- 1 kâse çorba
- Salata
- 1 kâse yoğurt

İkindi:
- 1 adet beyazpeynirli
- Domatesli, kepekli ekmeğe tost
- 1 bardak ayran
- 1 adet portakal

Akşam:
- 1 kâse çorba
- Salata
- yoğurt

Zayıflamak için yaz mucizesi iki meyve: kızılcık ve vişne

Az bilinen, az kullanılan ama her açıdan vücuda faydaları saymakla bitmez iki mucize meyveden söz etmek istiyorum size.

Kızılcık; portakaldan iki kat fazla C vitamini içerir, kansere karşı birebirdir, tokluğu uzatır, mide rahatsızlıklarına karşı koruyucudur, uykusuzluğa çok iyi gelir.

Vişne; hem kurusu hem de tazesi yeme isteğini azaltır, bağışıklık sistemini dengeler, uyuyamayanlar için önerilir.

Açlığı yok eden, zayıflatan vişneli yulaf

- 1 bardak çekirdeği çıkarılmış taze vişne
- 3 yemek kaşığı yulaf kepeği
- 1 bardak yoğurt
- 1 tatlı kaşığı öğütülmüş ketentohumu
- Birkaç dal taze nane

Yapılışı: Bütün malzemeleri karıştırın, taze nane yapraklarıyla servis yapın.

Uyku getiren kızılcık şurubu

- 1 çay bardağı taze sıkılmış kızılcık suyu
- 1 tatlı kaşığı bal
- Birkaç parça ezilmiş karanfil ve tarçın

Yapılışı: 1 çay bardağı taze sıkılmış kızılcık suyu, 1 tatlı kaşığı bal, birkaç parça ezilmiş karanfil ve tarçın karıştırılır. Afiyetle içilir!

Tok tutan, tatlı krizlerini bastıran ayva tatlısı

- 2 adet orta boy ayva
- 6 adet haşlanmış, kabuğu ve çekirdeği çıkarılmış hurma
- 1 küçük çay bardağı kadar hurmanın haşlama suyu
- 1 bardak yoğurt
- 1 yemek kaşığı bal, tarçın
- Fırın torbası

Yapılışı: Ayvaları ikiye bölüp göbeklerini oyun, üzerlerine hurma ezmesini ve hurmanın haşlama suyunu gezdirin. Fırın torbasında fırına verin. 200 derecede 20 dakika piştikten sonra üzerine bolca tarçın serpin. Ayrı bir kapta yoğurtla balı karıştırın. Servis tabağının altına ballı yoğurdu yayın, üzerine de fırından çıkarıp soğuttuğunuz ayvaları yerleştirin.

Şişmanlatan hastalıklara dikkat!

Kilo problemi olan birçoğumuz bunu çoğunlukla fazla yemeye bağlarız. Daha az yemek üzerine kurgulanmış mucize formüllerin, mucize diyetlerin peşine düşeriz. Bu formülleri uygularken diyelim ki kilo veririz. Ancak bu diyetleri yapmayı bırakınca iki kat kilo almak çoğumuz için kaçınılmaz olur. Bu düşük kalorili diyetler yüzünden kişi sürekli olarak yo-yo etkisi dediğimiz kilo alıp verme döngüsüne girer. Zayıflamak için bana gelen hastalarımdan, "Verip geri aldığım kiloları üst üste koysam 1 ton eder herhalde" şeklinde yorumlar duyarım. Evet, şişmanlıkla gerçekten baş etmek istiyorsak, öncelikle KALICI ZAYIFLAMAYI hedeflememiz gerekiyor.

Bütün kilolarımızdan kurtulmak ve bir daha geri kilo almamak, kilo sorunu yaşayan hepimizin en büyük hayalidir aslında. İşte bu hayali gerçekleştirebilmenin yolu da, "BEN NEDEN KİLO ALIYORUM?" sorusunun cevabını bulabilmekten geçiyor. Şişmanlık bazen hormonal bir dengesizlik, bazen metabolizmanın yavaşlaması sonucu, bazen de yemek içeriği veya yemek konusunda öğrenilmiş davranışlar nedeniyle ortaya çıkabiliyor. Metabolizmanın yavaşlaması, bazen tiroit bezinin az çalışmasına, bazen D vitamini eksikliğine bağlı olabiliyor. Çok fazla hamur işi ve tatlı yemek bazen öğrenilmiş bir yeme şekli olarak görülebildiği gibi, bazen de ensülin hormonunun çok salgılanması nedeniyle de ortaya çıkabiliyor.

O nedenle KALICI BİR ÇÖZÜM istiyorsak; şişmanlığın nedenini bulup ona göre diyet yapmayı, doğru beslenmeyi, "SAYARAK ZAYIFLAMAYI" bir hayat şekli haline getirmemiz gerekiyor.

ŞİŞMANSANIZ KAFANIZA GÖRE DİYET YAPMAYIN, MUTLAKA DOKTORA GİDİN VE ŞİŞMANLIĞINIZIN NEDENLERİNİ BULUN!

Hangi hastalıklar şişmanlığa yol açıyor?

1. Polikistik over
2. Hipotiroidi (tiroit bezinin az çalışması)
3. Ensülin direnci/diyabet
4. D vitamini eksikliği
5. Uyku apnesi
6. Böbreküstübezlerinin çok çalışması

1. Polikistik over

Birçok kadının, "Aaa, bende de yumurtalık kisti var" dediğini duyar gibiyim. Özellikle üreme-gelişme çağındaki genç kızlarda sıklıkla gördüğümüz bu durum âdet düzensizliği ve âdet aralarının uzaması ile kendini gösteriyor. Beraberinde vücutta özellikle göbek deliği, meme başı ve çene altında kıllanma sorununu da getiriyor. Yüzde sivilcelenme de cabası. Ama bizi en çok ilgilendiren tarafı özellikle bel çevresinde kilo artışı, yani "ELMA TİPİ ŞİŞMANLIK".

Bu şişmanlık türünde ensülin direncini ve karaciğer yağlanmasını da hemen arkadaş olarak ortaya çıkmış görüyoruz. Üreme fonksiyonlarını etkileyen bu bozuklukta her ne kadar çeşitli doğum kontrol ilaçları önerilse de asıl önemli tedavi "KİLO VERMEK". Kişi mevcut kilolarının yüzde 10'unu bile verdiğinde yumurtlama fonksiyonlarının normalleşebildiğini görüyoruz.

Eğer polikistik over hastalığından mustaripseniz dikkat edeceğiniz noktalar

Bu hastalarda ensülin direnci de sık görüldüğü için; pilav, makarna, börek gibi unlu gıdalardan, tatlılardan uzak durmak gerekiyor. Hem yağlanmayla hem de sivilcelerle baş etmek için YAĞ ve GİZLİ YAĞI YÜKSEK YİYECEKLERİ (poğaça, açma, kızartma, köfte, mayonez) sofranıza koymayın derim.

Polikistik over hastalığı için işte size bir tarif

Yumurtalı mercimek salatası

- ☺ 2 adet haşlanmış, küçük küçük doğranmış yumurta
- ☺ 1 su bardağı haşlanmış yeşil mercimek
- ☺ 2 adet haşlanmış, küçük küçük doğranmış havuç
- ☺ Yarım demet ince kıyılmış maydanoz ve yeşil soğan
- ☺ Yarım adet limonun suyu
- ☺ 1 yemek kaşığı zeytinyağı

Yapılışı: Tüm malzemeyi bir cam kapta karıştırın ve servis yapın.

2. Hipotiroidi (tiroit bezinin az çalışması)

Vücut ritmimizi, metabolizmamızı ayarlayan hormonların başında tiroit bezlerimiz geliyor. Günümüzde kilo probleminin de en büyük nedenlerinden biri, tiroit bezlerinden yeteri kadar hormon salgılanmaması.

Tiroit bezlerimizden yeteri kadar hormon salgılanmadığında sadece kilo almakla kalmayız; aynı zamanda kabızlık, saç dökülmesi, vücutta şişlik ve ödem, âdet sürelerinin uzaması, kan yağlarının yükselmesi ve tansiyon yükselmesi de görülür.

O nedenle eğer yukarıdaki şikâyetler sizde de varsa mutlaka bir endokrinoloji veya iç hastalıkları uzmanına danışın.

Tiroit bezi az çalışanlara önerilerim

Selenyumu yüksek yiyecekler tiroit dostudur. Bu doğrultuda yağlı tohumlar, kuru baklagiller, yeşil yapraklı sebze ve meyveler, balıklar baş tacı edilmelidir.

Çoğu tiroit hastası karalahana ve lahanagiller, karnabahar, turp yemekten korkar. Evet, bu sebzelerin guatrojenik olduğunu biliyoruz. Çok sık olmamak koşulu ile arada bir sofralarınıza bu tür yiyecekleri de koyabilirsiniz.

Tiroit hastalığı olanlar: işte size güzel bir tarif!

Lor peynirli ıspanak salatası

- 500 gram ıspanak
- 1 su bardağı nar
- Yarım demet maydanoz
- 1 su bardağı lor peyniri
- 7-8 adet ceviz
- 1 yemek kaşığı nar ekşisi
- 1 yemek kaşığı zeytinyağı

Yapılışı: Tüm malzemeleri karıştırın. Salata kabında servis yapın.

3. Ensülin direnci/diyabet

Üzerine kitaplar yazılan, çağımızın vebası olarak nitelendirilen şeker ve şeker hastalığına bağlı bozukluklar günümüzde kilonun da en büyük nedenlerinden biri olarak biliniyor. Fazla kilo ve şeker hastalığı birbirini besliyor. Kilo verdiğinizde otomatik olarak şeker hastalığınızda da düzelmeler görüyorsunuz, bu hastalığa bağlı kullandığınız ilaçların sayısı azalıyor veya ilaç kullanmaktan tamamen de kurtulabiliyorsunuz.

Diyet yapıyorum, spor yapıyorum diyor, yine de kilo vermekte güçlük çekiyorsanız, ağız kuruluğu, sık idrara çıkma şikâyetleriniz varsa, hamur işi ve tatlılara çok düşkünlük gösteriyorsanız, yemekten sonra halsizlik, yorgunluk yaşıyorsanız, sizde de şekerle ilgili bir problem olabilir. Bir an önce uzman bir hekime muayene olmakta fayda var.

Bu sorunu yaşayanlara önerilerim

Vücudunuzu bir çamaşır makinesi olarak görün. Nasıl ki evinizdeki çamaşır makinesini her kirlenen çamaşır için tek tek çalıştırmıyorsanız, vücudunuzu da bir çamaşır makinesi gibi düşüneceksiniz ve ağzınıza her gördüğünüzü sürekli atmayacaksınız. Çünkü ağzınıza attığınız her lokmada pankreasınızdan ensülin salgılanır ve pankreasınız yorulur, bozulur. Tıpkı her çamaşır için ayrı ayrı çalıştırılan çamaşır makinesinin ömrünün az olacağı gibi.

O nedenle ben kendi rutin hayatımda da eğer aç değilsem ve bana bir şey ikram edilmişse önce pankreasımı düşünürüm ve içimden derim ki: "Şimdi pankreasımı boş yere çalıştırıp yormayayım."

Gelelim yiyecek seçimine... Lütfen beyaz şekeri bir zehir olarak görün. Şeker katılmış her türlü tatlı, hazır meyve suları sizin zehriniz. Gizli şekeri yüksek yiyeceklerden uzak durun; beyaz pirinç, beyaz un, beyaz makarna, incir, karpuz, üzüm gibi.

Şekeri düşük sebze ve meyveleri ise baş tacı yapın; ıspanak, kuru baklagiller (mercimek, nohut, kuru fasulye), bulgur, esmer pirinç, kivi, limon, ayva gibi.

Diyabetliler için tok tutan
Tavuklu tost

- 2 dilim kepekli ekmek
- 1 parça haşlanmış tavuk göğüs eti
- 1 dilim az yağlı kaşarpeyniri
- 1 adet közlenmiş biber
- Biraz doğranmış maydanoz, nane

Yapılışı: Tüm malzemeyi ekmeklerin arasına koyun ve tost makinesinde ısıtın.

Tabii yanına 1 bardak ayran eklemeyi unutmayın. İkindide bu tostu yerseniz akşama acıkmayabilirsiniz ve yemek yeme isteği duymayabilirsiniz.

4. D vitamini eksikliği

Son yıllarda üzerinde en çok durulan konulardan biri de bu D vitamini eksikliği. Geçenlerde yurtdışından bir hastam geldi ve dedi ki: "Yaşadığım ülkede bu D vitaminini bize 2 ayda bir mutlaka öneriyorlar."

Güneş ışınlarından vücudumuza giren bu vitamin bir hormon aslında. Kemik ve kalsiyum metabolizmasında anahtar rolü oynuyor. Dolayısıyla eksikliği metabolizma hızını yavaşlatıyor. Aynı zamanda D vitamini eksikliği çeşitli sinir sistemi hastalıklarının da ortaya çıkmasını ve ağırlaşmasını tetikleyebiliyor.

Aslında kapalı ortamlarda yaşıyoruz, kapalı giyiniyoruz. Doğa ve güneşten koptuk. Bazen kendi kendime şöyle düşünüyorum: İlk çağlarda mağaralarda yaşayan insanlardan olsaydık ve birileri bize şöyle deseydi: "12 saat bu mağarada duracaksın, 12 saat bu mağarada." Herhalde kabul edilmesi imkânsız olurdu. Ama aslında günümüzde tam olarak da yaşadığımız bu. Günün 12 saati bir evde yaşıyoruz, 12 saati bir ofiste veya kapalı bir ortamda. Alışverişlerimizi bile artık kapalı alışveriş mekânlarında yapıyoruz.

Bu sorunu yaşayanlara önerim

D vitamini güneşten en yoğun saat 11 ile 15 arasında gelir. Özellikle bu saatlerde güneş kremi kullanmadan mümkünse kollarımız ve alt bacaklarımızı açarak güneşlenelim. Püf noktası şu ki, camdan geçen güneş aynı etkiyi yapmaz, çünkü cam D vitaminini keser.

Süt, yoğurt, ayran, peynir, ciğer, yumurta, balık gibi yiyeceklerde de az da olsa D vitamini bulunur. Günlük beslenmenizde bu gıdalara yer vermeyi unutmayın.

Meyveli ayran gazozu

- 1 şişe madensuyu
- 1 bardak yoğurt
- 1 adet kivi
- 2 adet mandalina

Yapılışı: Kivi ve mandalinaları rondoda çekin. Üzerine yoğurdu ekleyip bir daha çekin. Karışımı iki büyük bardağa bölüştürün, üzerine yavaş yavaş madensuyunu ekleyin. Soğuk olarak servis yapın.

5. Uyku apnesi

Eğer sabahları zor uyanıyorsanız, eşiniz uykunuzda nefesinizin durduğunu söylüyorsa, horluyorsanız, gündüz sürekli uyku ataklarınız geliyorsa, fazla kilolardan da mustaripseniz sizde de uyku apnesi, yani solunum durması problemi olabilir.

Vücut ağırlığı arttıkça özellikle bel bölgesindeki yağlanma akciğer hacmini azaltıyor. Bununla beraber boyun bölgesindeki yağlanma da akciğere daha az hava gitmesine neden oluyor. Gece uyurken bu karın içi yağlar akciğerleri daha da sıkıştırıyor ve oksijenlenmeyi azaltıyor. Azalan oksijenlenme solunum merkezini etkiliyor ve solunumu durduruyor.

Eğer siz de böyle problemler yaşıyorsanız öncelikle bir uzmana başvurmanız gerekir. Uzman hekimlerin muayeneleri sonucunda önerilenleri yapacaksınız. Belki daha kaliteli uyumanız için size CPAP denilen, uyku sırasında solunumu kolaylaştıran bir alet de önerebilirler.

Eğer siz de uyku apnesi sorunu yaşıyorsanız önerilerime kulak verin lütfen!

- Mutlaka kilo verin. Zayıflamak bel çevresindeki yağları azaltacağı için akciğerleriniz rahatlar ve daha güzel oksijenlenir.
- Akşam yemeğinde kızartma, yağ oranı yüksek ve bol karbonhidratlı yemekler yemeyin. Akşam yemeğinde özellikle 1 çeşit sebze yemeği, 1 kâse yoğurt, salata ve 1-2 dilim tam buğday ekmeği yemeye özen gösterin.
- Akşam yemeğinden sonra meyve dahil hiçbir şey yemeyin. Yemekten sonra bir şeyler çiğneyip durmaya devam etmeyin.
- Gün içinde ve akşam yemeğinden sonra çay ve kahve tüketmemeye özen gösterin.
- Mümkünse akşam yemeğinden sonra, uyumadan 2 saat önce açık havada çok tempolu olmayan bir yürüyüş yapın.

Uyku apnesi sendromu için

Hafif bir akşam yemeği

☺ 4 adet kırmızı biber	☺ Karabiber
☺ 2 adet domates	☺ Yarım demet maydanoz
☺ Yarım adet haşlanmış, iyice didiklenmiş tavuk göğüs eti	☺ 1 adet yumurta
	☺ Çöreotu

Yapılışı: Tavuk eti, yumurta, maydanoz ve karabiberi iyice karıştırıp köfte yapın. Kırmızı biberleri ikiye ayırın, içine bu köftelerden koyun, elle yayın. Biberlerin üzerine domatesleri yuvarlak keserek koyun. 200 derecede 20 dakika kadar pişirin. Yanında 1-2 dilim esmer ekmek ve 1 kâse yoğurtla tüketin.

6. Böbreküstübezlerinin çok çalışması

Sık sık enseden başlayan baş ağrılarınız oluyorsa, boyun bölgesinde yağ birikmesi oluyorsa, yüzünüz yusyuvarlak ve sivilceli bir hale geldiyse, özellikle bel çevresinde yağlanma ve göbek çevresinde menekşe renkli çatlaklar oluşuyorsa, kilonuzun nedeni, böbreküstübezlerinizin çok çalışması olabilir. İşte bu hastalığın adı da *cushing* hastalığı. Çok sık görülmez. Ama özellikle yukarıda saydığım şikâyetleriniz varsa, böbreküstübezlerine bir baktırmak gerekir.

Cushing hastalığı

Böbreküstübezlerinden yüksek düzeyde stres hormonunun salınmasıyla kendini gösteren bir hastalık. Çok sık görülmese de kilonun önemli nedenlerinden biri. Eğer yukarıdaki şikâyetler sizde de varsa bir an önce doktora başvurmanızı öneririm.

Bu sorunu yaşayanlara önerilerim

Tuz ve böbreküstübezleri birbirini sevmez. Tuzu zehir olarak görmek gerekir.

Gizli tuzu yüksek olan yiyecekler; beyazpeynir, salamuralar, turşular, salam-sosis-sucuk türü yiyecekler ve tuzlu hazır bisküvilerden kaçınmak gerekir.

Maydanoz, roka, tere, dereotu gibi yiyecekler vücuttan su attığı için mutfağınızdan bu mucize bitkileri eksik etmeyin derim.

Böbreküstübezleri çok çalışanlar için

Somonlu tok tutan salata

- 2 dilim somon
- 1 demet ince doğranmış maydanoz
- 1 demet ince doğranmış roka
- Yarım demet ince doğranmış dereotu
- 1 demet ince doğranmış tere
- 2 adet beyaz turp rendesi
- 4-5 diş dövülmüş sarmısak
- 1 adet limonun suyu
- 1 yemek kaşığı zeytinyağı

Yapılışı: Somonları tuzsuz ve yağsız olarak teflon tavada iyice pişirin ve küçük küçük doğrayın. Maydanoz, roka, tere, dereotu ve rendelenmiş turp ile somonları karıştırın. Limon, sarmısak ve zeytinyağından oluşan bir sos hazırlayarak üzerine gezdirin. Tuz eklemeden servis yapın. Afiyet olsun!

@draycakaya

Dr. Ayça Kaya Sağlıklı Yaşam Merkezi

@draycakaya

www.aycakaya.com

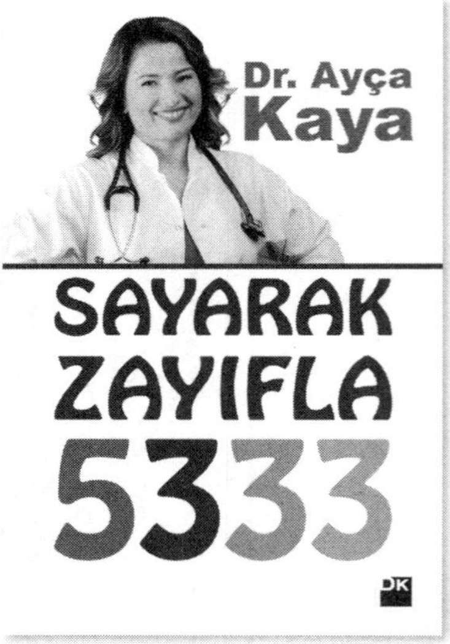
Dr. Ayça
Kaya
SAYARAK
ZAYIFLA
5333
DK

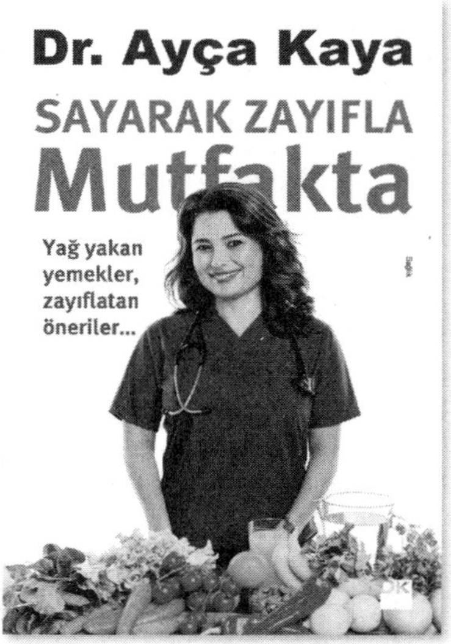
Dr. Ayça Kaya
SAYARAK ZAYIFLA
Mutfakta
Yağ yakan
yemekler,
zayıflatan
öneriler...
DK

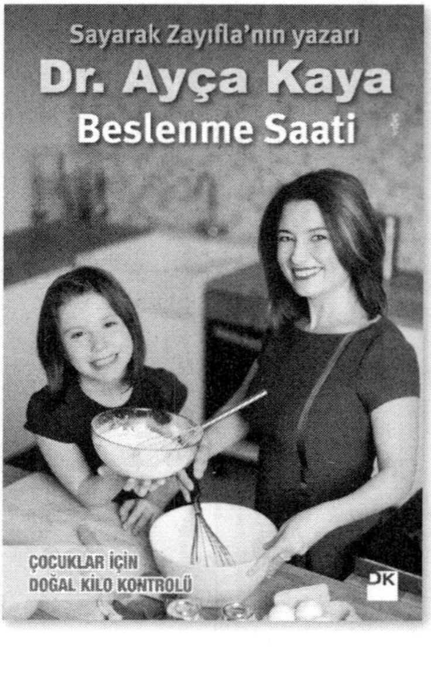
Sayarak Zayıfla'nın yazarı
Dr. Ayça Kaya
Beslenme Saati
ÇOCUKLAR İÇİN
DOĞAL KİLO KONTROLÜ
DK

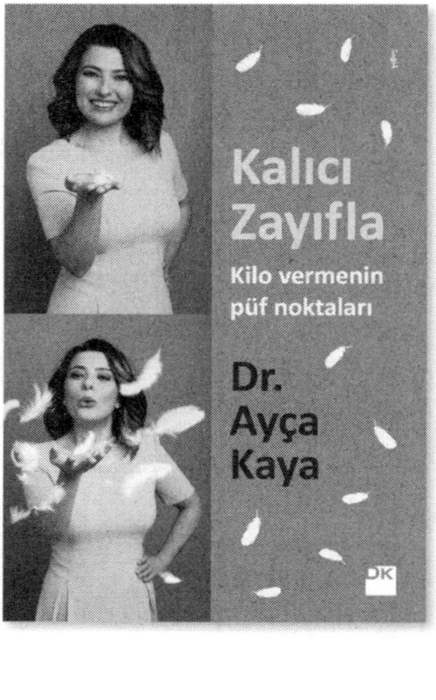
Kalıcı
Zayıfla
Kilo vermenin
püf noktaları
Dr.
Ayça
Kaya
DK